Liebe und Sexualität im alten Ägypten

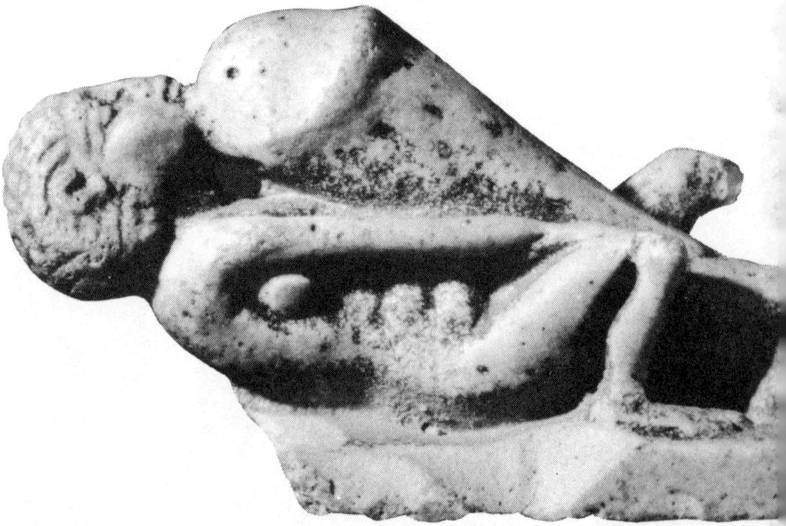

Lise Manniche

Liebe und Sexualität im alten Ägypten

Eine Text- und Bilddokumentation

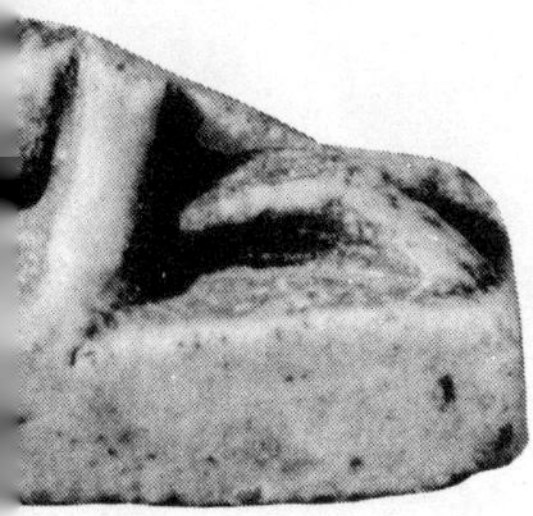

Artemis Verlag Zürich und München

Aus dem Englischen übertragen von
Christine und Werner A. Mäder.
Ägyptologische Beratung: Hanna Jenni (Universität Basel)

Abb. S. 2: Statuette aus Fayence. Privatbesitz, Dänemark

Die Originalausgabe erschien unter dem Titel »Sexual Life in Ancient Egypt« im Verlag KPI (Kegan Paul International) London 1987 (© L. Manniche, 1987)

Printed in Germany
ISBN 3 7608 0994 4

Inhalt

Einführung 7
Die Ägypter und die Sexualität 9
Prostitution 16
Von Mätressen und Ehebruch 26
Homosexualität 30
Geschlechtsverkehr mit Tieren 38
Nekrophilie 39
Inzest 40
Polygamie 41
Andere Aspekte des Geschlechtslebens 43
Die erotische Sprache in Wort und Bild 45
Die Requisiten der Liebe 66

Erotische Texte
Mythologische Erzählungen 79
- Episoden aus dem Leben der Neunheit 79
- Wie Isis Horus empfing 88
- Die göttliche Empfängnis der Königin Hatschepsut 90

Geschichten über Männer 92
- Uba-oners Frau und der Mann aus der Stadt 93
- Bata und seine Schwägerin 95
- Setne und Tabubu 101
- Der Hirt und die Göttin 108

Wahrheit und Lüge 109
König Snofru und die zwanzig Jungfrauen 112
König Neferkare und sein General 115
Liebeslyrik 117
Lebenslehren 150
Die Lehre des Ptahhotep 150
Die Lehre des Ani 152
Die Lehre des Anchscheschonqi 153
Weitere Weisheitstexte 155
Kalender und Traumbücher 159
Zaubertexte 163
Eine erotische Bildgeschichte 170

Epilog 181

Anhang
Anmerkungen 185
Weitere Literatur 194

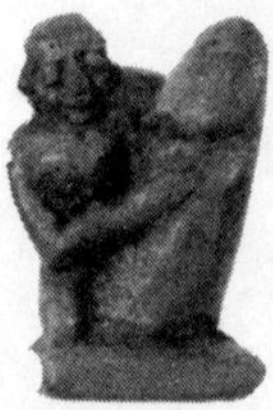

Einführung

Im Altertum scheinen die Griechen und Römer auf dem Gebiet der erotischen Literatur Pioniere gewesen zu sein, haben sie doch das sexuelle Verhalten des Menschen häufig beschrieben und noch häufiger dargestellt. Die Vorarbeit jedoch haben andere geleistet: entlang dem Nil blühte in allen Gesellschaftsschichten ein erotisches Leben, das – wie man noch viel zu wenig weiß – in Wort und Bild überliefert ist.

Zwar sind die Zeugnisse über das alte Ägypten fast immer unvollständig, und über das Intimleben seiner Bewohner ist noch weniger bekannt. Was aus dieser Zeit überliefert ist, stammt hauptsächlich aus Gräbern und Tempeln und steht also weitgehend im Zusammenhang mit Begräbnisriten und religiösem Kult. Nur wenige städtische Siedlungen sind noch erhalten, aber gerade diese Reste liefern die interessantesten Hinweise, wie die Leute damals ihre Sexualität erlebten.

Sich davon ein Bild zu machen, ist auch deshalb nicht leicht, weil die wenigen noch erhaltenen erotischen Zeichnungen und Statuetten aus den drei Jahrtausenden vor unserer Zeitrechnung sehr oft in Privatsammlungen oder in unzugänglichen Museumskellern aufbewahrt sind.

Rundplastiken, Reliefs, Malereien und vor allem erotische Skizzen dienen heute als Quellen. Und in Texten finden sich schwungvolle Beschreibungen von Göttern, Menschen und ihren Leidenschaften und Begierden. Für die Ägypter war der Glaube an ein Leben im Jenseits von größter Bedeutung, und im Zeugungsakt fand dieser Glaube seine konkrete Entsprechung. Bei der Schaffung eines neuen Lebens setzen Mann und Frau eine erotische Kraft frei, die auch das Weiterleben im Jenseits möglich macht. Deshalb mußte die sexuelle Potenz einer Mumie erhalten und stimuliert werden. Dargestellt wird das immer an der Mumie eines Mannes, nie an der einer Frau, und es handelt sich immer um eine symbolische, aber doch recht eindeutige künstlerische Darstellung, sobald man ihre kodierte Sprache versteht. Das Thema kann auch bei Szenen und Gegenständen, die scheinbar anderes aussagen, angetönt sein.

Ziemlich unkompliziert sind dagegen die literarischen Quellen. Es gibt Geschichten über Reibereien zwischen den Göttern und über Abenteuer von Menschen und einfach geschriebene, aber recht zweideutige Liebesgedichte und Wortspiele. Lebenslehren geben Rat, wie man seine Mitmenschen und die Frauen im besonderen behandeln soll; Kalender weisen darauf hin, was an bestimmten Tagen des Jahres zu unterlassen ist; Traumbücher geben die Lösung zu dem, was Mann und Frau im Unbewußten erleben, und Zauberformeln schließlich machen alles wahr.

Verfolgt man, wie die alten Ägypter ihre erotischen Vorstellungen mit Binse oder Meißel festzuhalten versuchten, so ist man sich kaum der großen Zeitspanne und des kulturellen Unterschieds bewußt – wie das im Gegenteil der Fall ist, wenn es darum geht, die Denkweise der alten Ägypter zu begreifen.

Die Ägypter und die Sexualität

Der griechische Geschichtsschreiber und Ägyptenreisende Herodot war der erste Ausländer, der sich um ein solches Begreifen bemühte: Im 5. Jahrhundert v. Chr. berichtete er der Welt über die Ägypter seiner Zeit und, so weit wie möglich, über ihre Vorfahren. Alles, was er über dieses merkwürdige Volk erfuhr, gab er dem Leser weiter, der die Geschichten glauben mochte oder nicht. Noch heute fragt man sich, wie viel davon Dichtung und wie viel Wahrheit ist.

Zu den eher intimen Details gehört das Folgende, das Herodot offenbar zum Teil selbst beobachtet, zum Teil gehört hat:

> Die Frauen lassen Wasser im Stehen und die Männer im Hocken. Ihre Notdurft verrichten sie in den Häusern, essen aber tun sie draußen auf den Straßen und sagen dazu, was unanständig, aber notwendig ist, solle man im Verborgenen tun, was aber nicht unanständig ist, vor aller Augen. [...] Die Schamglieder lassen andere, wie sie sind, außer denen, die es von ihnen angenommen haben, die Ägypter beschneiden sie. Kleider trägt der Mann zwei, die Frau nur eins. [...] Die Linnenkleider, die sie tragen, sind immer neugewaschen, darauf sehen sie besonders. Das Glied beschneiden sie der Reinlichkeit wegen und wollen lieber reinlich sein als gut aussehen.
>
> Die Priester rasieren sich am ganzen Körper, jeden dritten Tag, daß keine Laus noch sonst ein Ungeziefer sich bei ihnen findet, wenn sie den Göttern dienen. [...] Sie waschen sich zweimal an jedem Tag mit kaltem Wasser, und zweimal des Nachts[1].

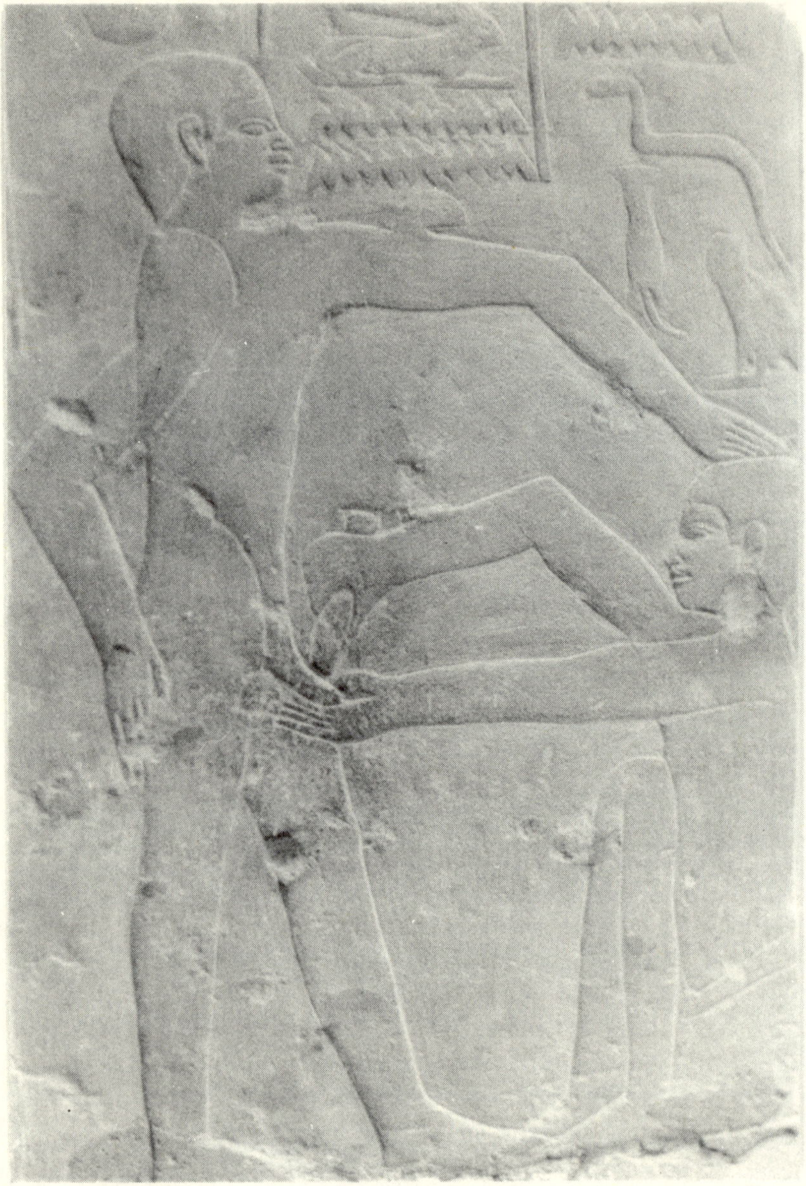

Beschneidung eines Jünglings. Szene aus dem Grabe Anchmahors in Saqqara, frühe 6. Dynastie.

An dieser Stelle hatte Herodot zum Thema Sexualität nichts weiter zu sagen (später dann kommt er darauf zurück, s. unten). Auf jeden Fall kann man annehmen, daß sich das Sexualleben drinnen abspielte – denn sonst hätte Herodot es bemerkt und kommentiert – und von den Ägyptern wenn auch nicht als «unanständig», so doch als einigermaßen privat angesehen wurde.

Herodot hat auch festgestellt, daß die Ägypter sowohl im Alltag als auch bei rituellen Handlungen auf persönliche Sauberkeit großen Wert legten. Zur Frage, ob Sexuelles als unrein galt, schreibt er:

> Und daß man auf heiligem Boden keinen Umgang mit Frauen hat und auch nicht ungewaschen, wenn man bei einem Weib gelegen, das Heiligtum betritt, darauf haben sie zuerst streng gehalten. Fast alle anderen Menschen nämlich, nicht aber Ägypter und Hellenen, haben Geschlechtsverkehr in Heiligtümern und betreten Heiligtümer ungewaschen, wenn sie von einem Weib kommen, da sie meinen, die Menschen seien doch nichts anderes als die übrigen Tiere[2].

Das ist der einzige Hinweis darauf, daß man intime Beziehungen mit Frauen als unrein betrachtete, und zwar in bezug auf die Reinheit, die man von jemandem verlangte, der einen heiligen Ort betrat. Im übrigen ist das eine Vorschrift, die den heutigen muslimischen Nachkommen der alten Ägypter alles andere als fremd ist. Schon lange vor Herodot durfte man in Tempeln den Beischlaf nicht vollziehen. Im Totenbuch, das die meisten wohlhabenden Ägypter in ihren Gräbern nahe bei ihrer Mumie plazieren ließen, gab es eine Liste von Handlungen, die der Verstorbene nicht begangen haben sollte. Um im

Reich des Osiris wohnen zu dürfen, sollte er ein so reines Gewissen haben, daß er aufstehen und erklären konnte:

> Ich habe nicht geschlechtlich verkehrt und keine Unzucht getrieben an der reinen Stätte meines Stadtgottes[3].

In der Gegenwart des Gottes hatten gewisse Frauen eine bestimmte Rolle zu spielen. Aggressives sexuelles Verhalten war sogar gefragt, denn die Zeugungskraft des Gottes mußte stimuliert werden. Der Geschichtsschreiber Diodor, der Ägypten in den Jahren 60–57 v. Chr. bereist hat, beschreibt, was sich nach dem Begräbnis des heiligen Apis-Stiers und bei der Weihe des neuen Stiers zutrug:

> Nachdem sie (die Priester) ihn dann auf die Staatsbarke mit vergoldeter Kajüte gebracht haben, führen sie ihn wie einen Gott nach Memphis in den Hephaistostempel. Während der zuvor erwähnten vierzig Tage betrachten ihn nur die Frauen. Sie stellen sich ihm gegenüber auf und zeigen ihre Geschlechtsteile, indem sie ihre Kleider hochheben. Von da an ist es ihnen aber völlig verboten, diesen Gott zu sehen[4].

Bei Herodot steht im Zusammenhang mit dem Fest der Katzengöttin Bastet ähnliches:

> Wenn sie nun zum Fest nach Bubastis ziehen, tun sie folgendes: Männer und Frauen fahren zusammen, und auf jedem Kahn eine Menge von beiden. Einige der Frauen haben Klappern bei sich, und damit klappern sie, die Männer aber blasen Flöte, die ganze Fahrt über, die restlichen Frauen und Männer aber singen und klatschen mit den Händen. Und wenn sie auf ihrer Fahrt zu einer anderen Stadt kommen, legen sie mit dem Boot am Ufer an

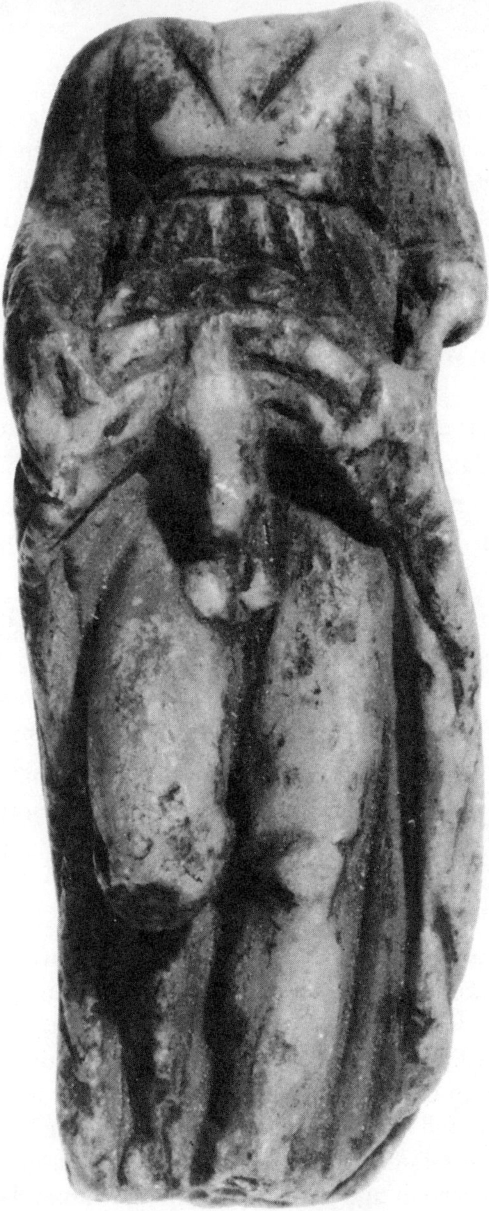

Terracotta-Figürchen eines Mannes, seine Geschlechtsteile zeigend. London, British Museum. (Photo: British Museum)

und tun folgendes: Einige Frauen tun, wie ich schon sagte, andere aber höhnen und necken mit lauten Rufen die Frauen in dieser Stadt, andere führen einen Tanz auf, andere stehen auf und heben ihre Kleider hoch. Das tun sie bei jeder Stadt am Fluß. Wenn sie aber nach Bubastis gekommen sind, feiern sie und bringen große Opfer dar, und Wein aus Reben geht bei diesem Fest drauf mehr als in dem ganzen Jahr sonst[5].

Dieses aufreizende Verhalten der Frauen – dargestellt durch viele Terrakotta-Figurinen der griechisch-römischen Zeit – entspricht möglicherweise demjenigen der Männer, wenn sie mit ihrer Virilität Macht über jemand anderen gewinnen wollten – wie man später sehen wird.

Um im weiteren auf die physischen Bedürfnisse des Gottes einzugehen, brachte man ihm phallische Votivgegenstände dar, die im besten Fall auch dem Spender zum Vorteil gereichten. Solche Gegenstände stellten die Ägypter auch in den Tempel der Liebesgöttin Hathor; ebenso brachten sie ihr Statuetten von Bes dar, dem zwerggestaltigen Gott mit dem übergroßen Penis. Herodot erzählt, was sich am Fest des Dionysos abspielte:

Sonst aber feiern die Ägypter das Dionysosfest fast genau so wie die Hellenen, nur ohne Chöre. Statt der Phallen aber haben sie sich was anderes ausgedacht, Figuren etwa eine Elle groß, mit einer Schnur, daran zu ziehen, und die tragen die Frauen in den Dörfern umher, und das Glied hebt und senkt sich, und es ist nur ein wenig kürzer als die ganze Gestalt. Voran zieht die Flöte, und die Frauen folgen hinterdrein und besingen Dionysos. Warum der aber ein so großes Glied hat und nur das sich am Körper bewegt, darüber erzählt man eine heilige Geschichte[6].

Wahrscheinlich bezieht sich Herodot hier auf die Legende von Isis und Osiris: einst war Osiris der König der Lebenden, doch sein Bruder Seth ermordete ihn, zerstückelte seinen Leib und verstreute die Teile über ganz Ägypten. Isis, die Witwe Osiris', sammelte sie ein, aber

> von den Gliedern des Osiris habe Isis nur das Schamglied nicht finden können, denn es sei gleich in den Fluß geworfen worden, und der Lepidotos-, der Phagros- und der Oxyrynchosfisch hätten davon gefressen, von denen sich die Ägypter unter den Fischen am meisten fernhalten; doch Isis habe anstatt des Schamgliedes eine Nachbildung hergestellt und den Phallos geweiht, dem die Ägypter auch jetzt noch eine Festfeier begehen[7].

Diese Version der bekannten Legende schrieb Plutarch ums Jahr 120 n. Chr. Nach einer anderen Fassung jedoch fand man das fehlende Glied. Den Phallus als solchen verehrten die Ägypter rituell nicht, doch entstanden vor allem in der griechisch-römischen Zeit zahlreiche Figurinen, die ganz offensichtlich vom Phalluskult inspiriert sind.

Prostitution

An verschiedenen Orten im Nahen Osten, in Griechenland und in Indien bestand für das Vergnügen von Göttern und Männern eine besondere Einrichtung, nämlich die Tempelprostitution. Unsicher ist, wie weit es so etwas auch in Ägypten gab. In den Tempeln dienten Priesterinnen verschiedenen Rangs; einige trugen sogar den Titel «Gottesgemahlin» oder, in Anlehnung an eine Schöpfungslegende, «Gotteshand», was aber nicht unbedingt heißt, daß sie mit den Göttern oder Priestern schliefen. Herodot schreibt:

> ... dort ruht in dem Heiligtum des ägyptischen Zeus eine Frau, und beide Frauen, erzählt man, nahen sich nie dem Lager eines Mannes[8].

Als der Geograph Strabo knapp 500 Jahre später, 25 v. Chr., Ägypten bereiste, hatten sich die Bräuche offenbar geändert.

> Dem Zeus aber, den sie vorzüglich verehren, wird die schönste und dem edelsten Geschlechte angehörige Jungfrau zur Priesterin geweiht, wie solche die Hellenen Pallades nennen. Diese aber treibt zugleich Buhlerei und gibt sich hin, wem sie will, bis die natürliche Reinigung ihres Leibes eintritt. Nach der Reinigung wird sie einem Manne gegeben; ehe sie ihm aber gegeben wird, stellt man nach vollendeter Zeit ihrer Buhlschaft ein Trauerfest an[9].

In einer seiner Erscheinungen wurde der Gott Amun mit einem erigierten Penis dargestellt, und es hieß, er habe einen eigenen Harem. Ob aber seine Damen nur symbolisch mit ihm verkehrten oder nicht, bleibt offen.

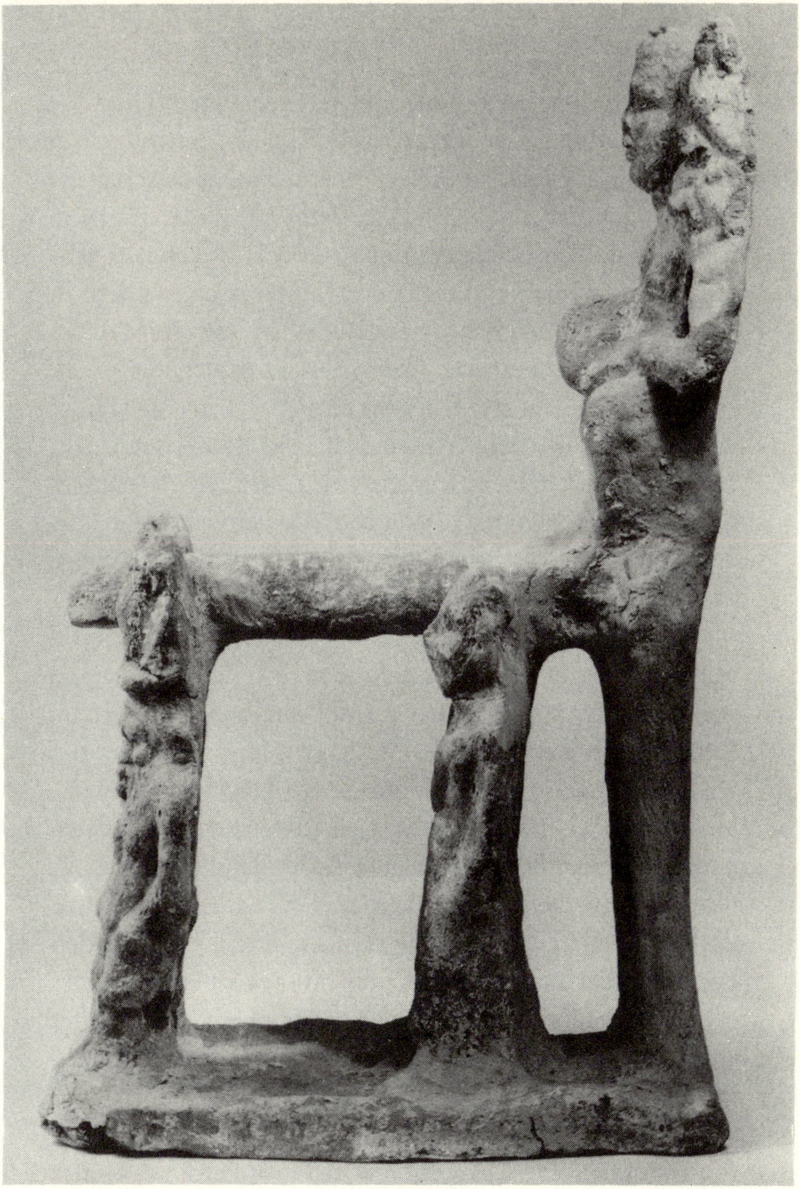

Phallische Figur in Prozession, aus Saqqara. (Photo: Egypt Exploration Society)

Im nichtreligiösen Bereich gibt es eindeutigere Hinweise auf Prostitution. Die literarischen Quellen berichten von Frauen, die für Geld zu haben waren, und archäologische Funde legen das ebenfalls nahe. Zum Beispiel heißt es in Dokumenten aus dem Arbeiterdorf Deir el-Medina, es gebe Frauen, die weder Gattinnen noch Mütter seien, sondern zu «den anderen» gehören. Die männlichen Bewohner dieses Dorfes waren Steinmetze, Zeichner und Maler, die in der zweiten Hälfte des zweiten Jahrtausends v. Chr. die Gräber im Tal der Könige auf der anderen Bergseite ausschmückten. Sie arbeiteten in Schichten von jeweils zehn Tagen, und dieses dauernde Kommen und Gehen von Männern hat wohl auch die Moral im Dorf beeinflußt. Fragmente von juristischen Texten sprechen von Ehebruch und Abtreibungen. Ein ganzer Teil der Nekropole scheint ausschließlich für alleinstehende Frauen mit oder ohne Kinder reserviert gewesen zu sein – Ehefrauen und Mütter wurden mit ihren Männern im Familiengrab beigesetzt.

Auf Kalksteinsplittern, die am Fuß des Hügels haufenweise herumlagen, zeichneten die Arbeiter Fabeln und Geschichten oder skizzierten die Grabmalereien oder dann Episoden aus dem Alltag, wobei wohl auch geheime Wünsche Platz hatten: die Sängerin mit der schweren Perücke, wie sie kaum bekleidet auf ihrer Laute ruht; Frauen in intimen Situationen oder etwa in Umständen, die ganz den lockeren Sitten des Dorfes entsprachen: beim Gebären, mit Kleinkindern, Hebammen und anderen Frauen. Ebenfalls abgebildet sind Wandermusikantinnen und -akrobatinnen, erkennbar an ihrer Tätowierung am Oberschenkel. Oft hatte diese die Form des Gottes Bes, des Beschützers von allem, das zum Bereich der Frau gehört. Vielleicht war die Tätowierung auch als Schutz vor

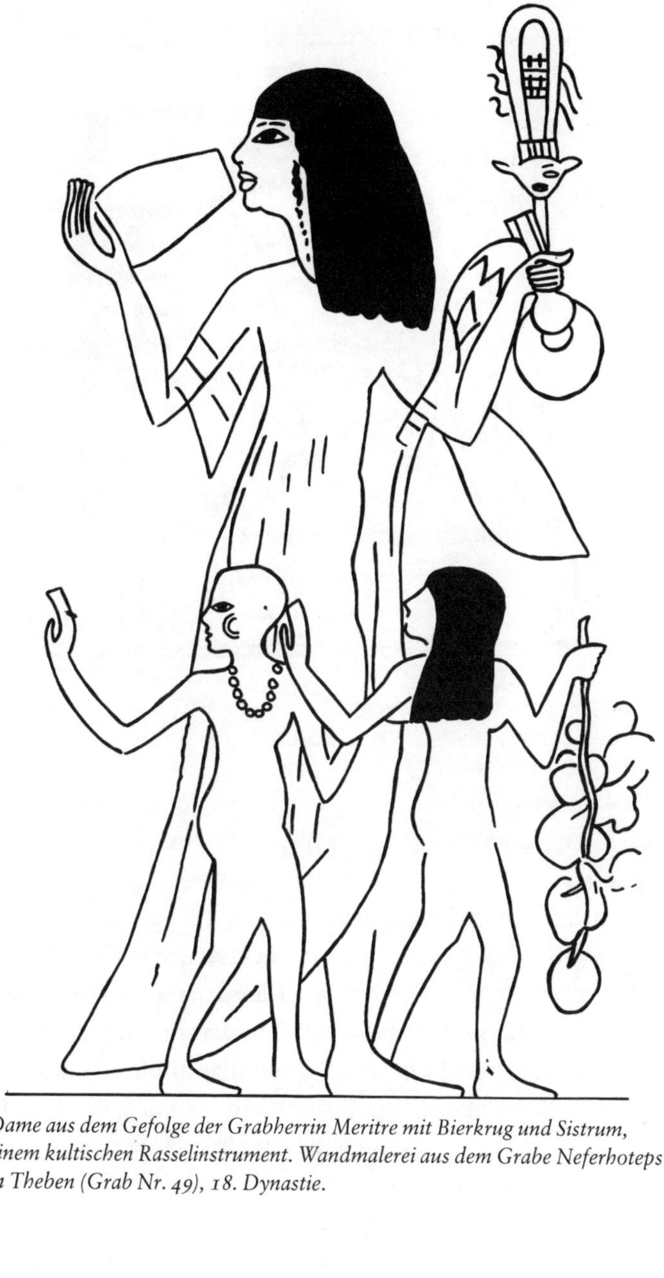

Dame aus dem Gefolge der Grabherrin Meritre mit Bierkrug und Sistrum, einem kultischen Rasselinstrument. Wandmalerei aus dem Grabe Neferhoteps in Theben (Grab Nr. 49), 18. Dynastie.

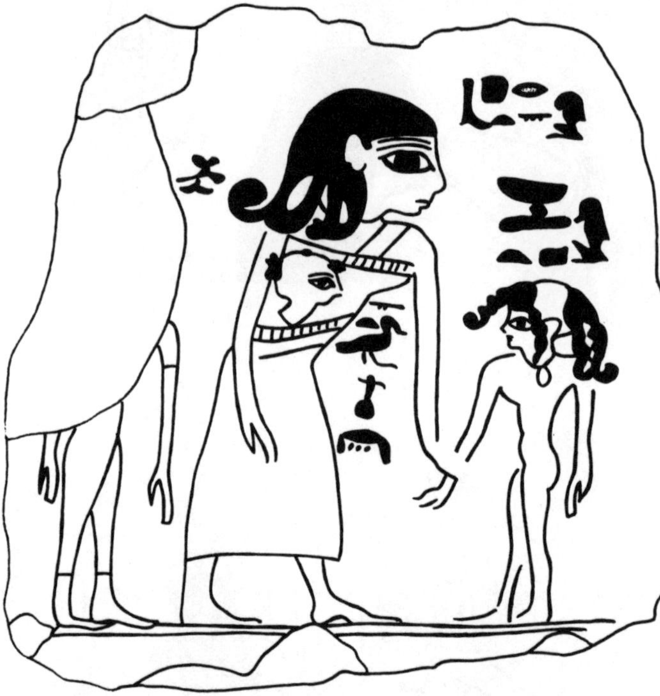

Ostrakon aus Deir el-Medina, Neues Reich. Kairo IFAO 3650.

Geschlechtskrankheiten gemeint, denn im Gegensatz zu Syphilis schien Gonorrhöe bekannt gewesen zu sein.

Im mittelägyptischen Abydos lag ein weiterer Friedhof für Frauen und Kinder aus der Ramessidenzeit. Die Frauen waren Sängerinnen des Gottes, und nur eine ist zusammen mit ihrem Mann begraben. Abydos war seit altersher ein kultisches Zentrum, wohin Leute aus allen Teilen des Landes pilgerten. Wo immer Fremde zusammenströmen, blüht wohl auch die Prostitution auf, wie das die Friedhöfe von Deir el-Medina und Abydos belegen.

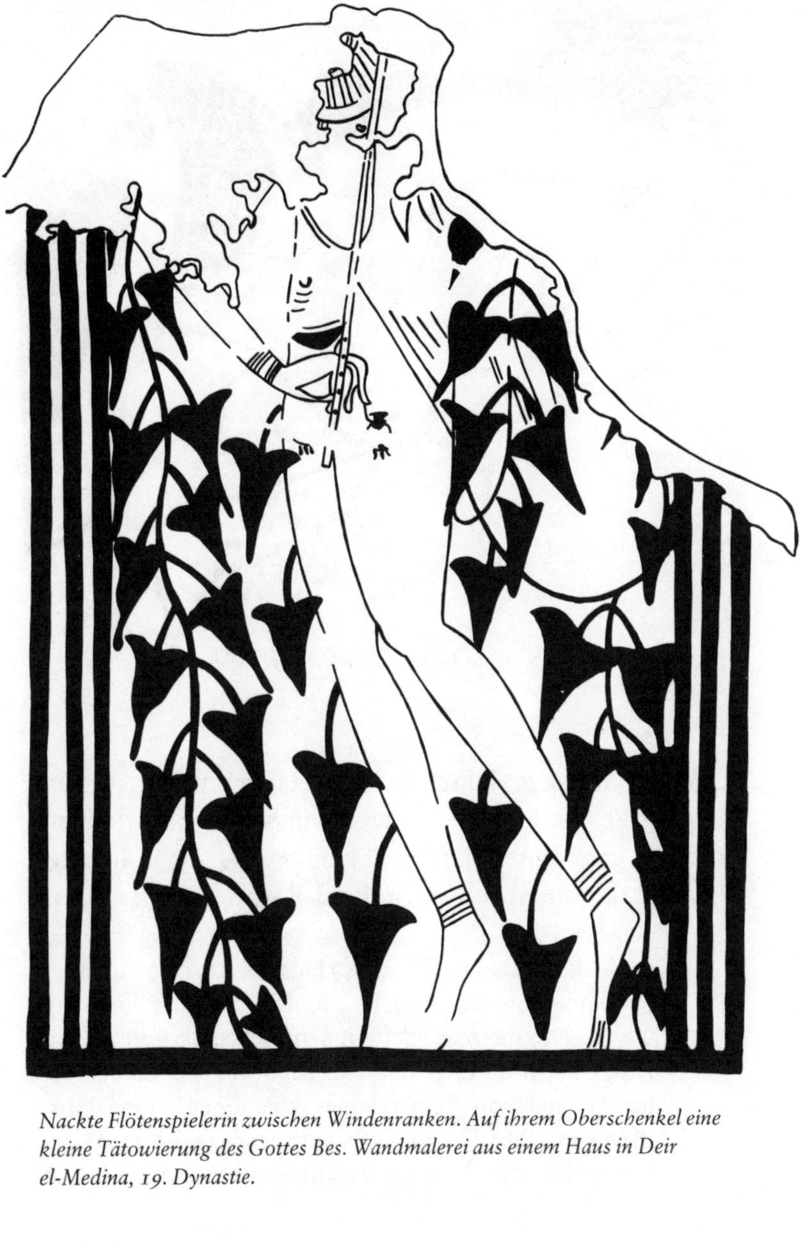

Nackte Flötenspielerin zwischen Windenranken. Auf ihrem Oberschenkel eine kleine Tätowierung des Gottes Bes. Wandmalerei aus einem Haus in Deir el-Medina, 19. Dynastie.

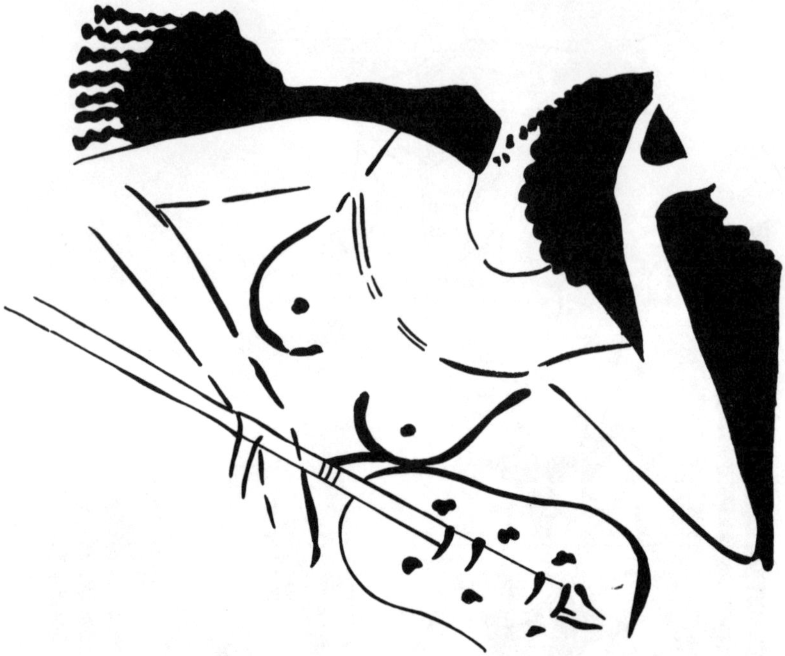

Frau mit Laute. Ostrakon aus Deir el-Medina, Neues Reich. Kairo IFAO 3000.

Einige hundert Jahre v. Chr. erzählte man sich eine Geschichte von Isis, wie sie mit ihrem Sohn Horus floh. Sie suchten eine Unterkunft und klopften an die Tür eines Hauses, das offensichtlich ein Bordell war.

> Schließlich gelangte ich zum Haus der Dirnen. Als mich die Dame von weitem sah, schloß sie vor mir ihre Tür. Dies ärgerte meine Begleiterinnen (sieben Skorpione). Sie berieten sich darüber und gaben ihr Gift zusammen auf den Stachel von Tefnet [einer von ihnen]. Eine Hure öffnete mir ihre Tür, und wir betraten das schäbige Haus. Tefnet aber war unter die Türflügel gekrochen und stach

> nun den Sohn der Dame. Da brach ein Feuer aus im Haus der Dame, aber es war kein Wasser vorhanden, um es zu löschen, und ein Gewitter brach über dem Haus der Dame los, obwohl es nicht die Jahreszeit dazu war. Da sie mir nicht geöffnet hatte, war ihr Herz bekümmert, und sie wußte nicht, ob er mit dem Leben davonkommen würde. Sie lief klagend durch ihre Stadt, aber niemand eilte auf ihren Ruf hin (zu Hilfe)[10].

Schließlich heilt Isis mit ihrem Zauber den Sohn der Bordellbesitzerin. Die Interpretation dieses Textes hängt ausschließlich davon ab, wie man die Begriffe «Bordellbesitzerin», «Prostituierte» und «Hure» wiedergibt. Die letzteren zwei tauchen noch andernorts in einem Kontext auf, der diese Übersetzung nahelegt.

Herodot gibt Anekdoten weiter, in denen Frauen mehr oder weniger freiwillig ihren Körper anbieten:

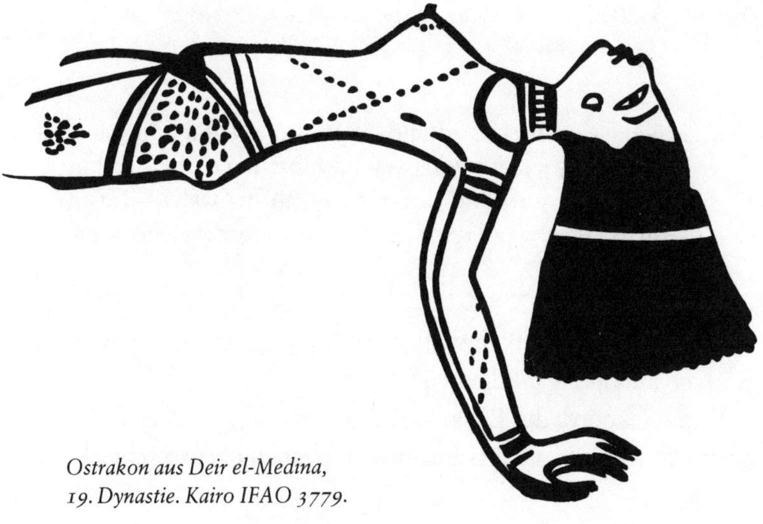

Ostrakon aus Deir el-Medina, 19. Dynastie. Kairo IFAO 3779.

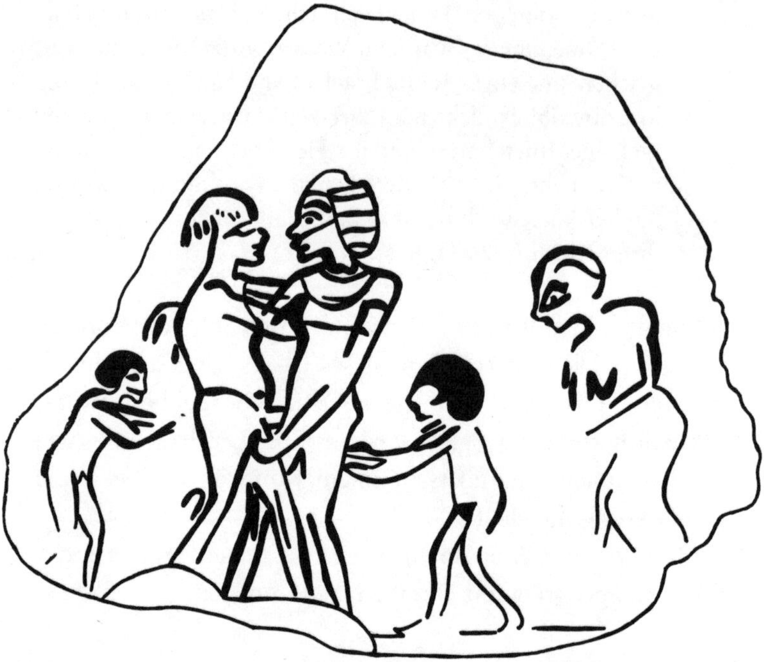

Ostrakon, 19. Dynastie. Ost-Berlin, Ägyptisches Museum 23676.

> Er gab seine Tochter öffentlich preis und befahl ihr, ohne Unterschied jeden zuzulassen und ihn, bevor sie sich mit ihm einließ, zu nötigen, ihr zu erzählen, welche Tat in seinem Leben wohl seine schlaueste sei und welches seine schlimmste[11].

Auf diese Weise nämlich wollte der König einen bestimmten Räuber ausfindig machen.

König Cheops, der Erbauer der größten ägyptischen Pyramide, hatte bei Herodots Informanten einen ebenso schlechten Ruf:

Und Cheops sei so weit in seiner Raffgier gegangen, daß er, da er immer Geld brauchte, seine eigene Tochter in ein öffentliches Haus brachte und ihr auferlegte, Geld einzunehmen, so und so viel; den Betrag nämlich konnten sie nicht nennen. Und sie brachte die Summe zusammen, die der Vater ihr auferlegt hatte. Sie gedachte aber auch, sich selber ein Denkmal zu hinterlassen, und jeden, der mit ihr schlief, bedrängte sie, daß er ihr einen ganzen Stein verehrte, einen aus den Werkstätten. Aus diesen Steinen, sagten sie, sei die Pyramide gebaut, die in der Mitte steht von den dreien, vor der großen Pyramide, und jede ihrer Seiten beträgt anderthalb Plethren[12].

Von Mätressen und Ehebruch

Obwohl die Prostitution durchaus bekannt war, verurteilte man sie in Ägypten, besonders wenn verheiratete Personen daran beteiligt waren. Beging eine verheiratete Frau Ehebruch, so konnte sie ihr Leben verlieren; in der griechisch-römischen Zeit kam sie mit einer Scheidung davon. Und doch war der Ehebruch, wie die Literatur belegt, häufig – auch wenn nicht direkt von der Tat die Rede ist, so wird doch zumindest geschworen, daß man sie nicht begangen habe. Ein Mann namens Amenemhat ließ auf einer Tafel von seinem vorbildlichen Lebenswandel künden. Unter anderem steht dort:

> Ich war Priester, Stab des Alters bei meinem Vater, solange er auf Erden war... Nicht schlief ich mit der Sklavin seines Hauses, noch schwängerte ich seine Dienerin[13].

Ostrakon. Privatsammlung. (Photo: Keimer)

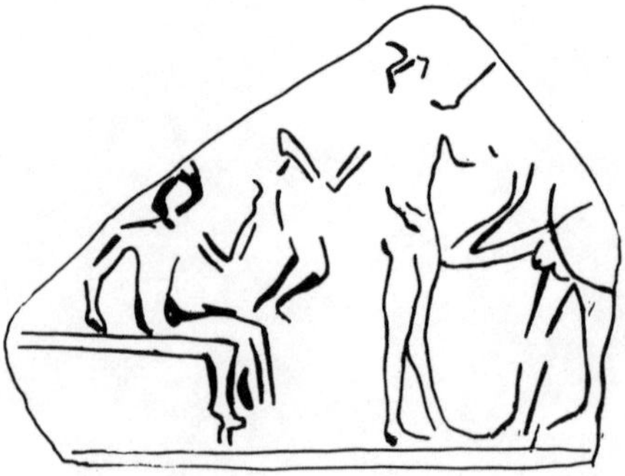

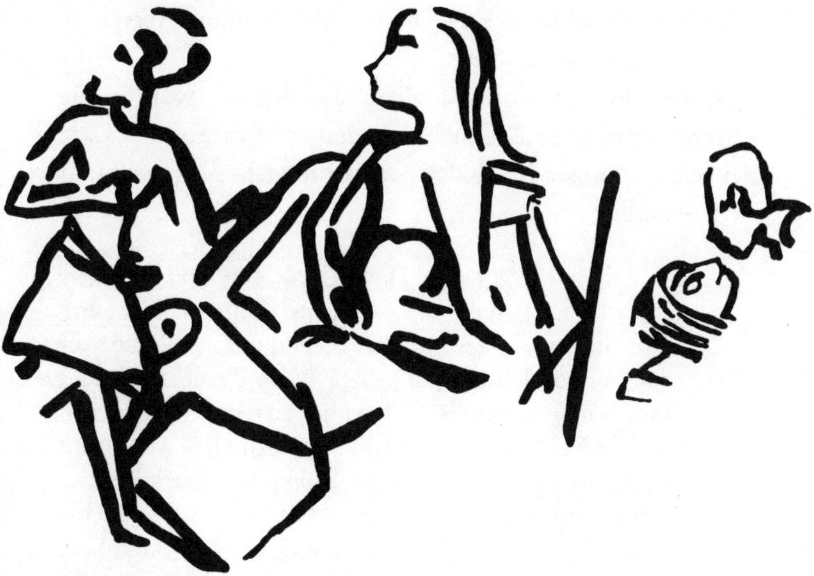

Ostrakon aus el-Amarna, 18. Dynastie.

In einem Brief an seine verstorbene Frau schreibt ein anderer Mann:

> Nie wurde es gefunden, daß ich Böses (?) an dir tat…, indem ich (als Ehebrecher) in ein anderes Haus eintrat. Und siehe, ich verbringe bis jetzt drei Jahre, in denen ich [allein] wohne und in kein Haus eintrete – denn es ziemt sich nicht, daß einer meinesgleichen so handle… Du erkennst nicht Gutes von Bösem, aber man wird zwischen dir und mir entscheiden. – Und was die Schwestern in dem Haus angeht, ich bin zu keiner von ihnen hineingegangen![14]

«In ein anderes Haus gehen» hatte wohl eine unmißverständliche erotische Bedeutung.

Etwas anderes und offenbar ganz legitim war es für Unverheiratete, eine Geliebte zu haben. Um 2000 v. Chr. schrieb ein junger Geschäftsreisender namens Heqanacht an seine Familie:

> Ich habe euch gesagt: «Haltet nicht eine von Hetepets Gefährtinnen von ihr fern, sei es ihre Coiffeuse, sei es ihre Hausdienerin (?).» Kümmert euch gut um sie! So möge es euch in allen Dingen gut gehen. Wenn du sie aber nicht (haben) magst, so sollst du Iutenheb zu mir bringen lassen. So wahr jener Mann lebt – ich spreche von Ip – wer irgend etwas gegen die Person meiner Konkubine tun sollte, der ist gegen mich, und ich bin gegen ihn. Seht, dies ist meine Konkubine, und es ist bekannt, was mit der Konkubine eines Mannes zu tun ist ... Ertrüge es denn einer von euch, wenn seine Frau bei ihm denunziert würde? Soll ich es denn ertragen? Wie kann ich mit euch im selben Haushalt sein? Nein! Ihr werdet meine Konkubine um meinetwillen respektvoll behandeln[15].

Die Mätresse hat hier den Status einer Ehefrau, was eher die Ausnahme von der Regel ist. Von einer Norm zeugen die Texte, von einer anderen jedoch archäologische Funde, die den Schluß zulassen, daß ein verheirateter Mann eine Geliebte haben konnte, selbst wenn ihm seine Frau Kinder geboren hatte. In einer mittelägyptischen Provinz, in der Nähe des heutigen Beni Hasan, hatte der ungefähr zur gleichen Zeit wie Heqanacht lebende Gouverneur offenbar eine Mätresse, die er zur Geldverwalterin seines Haushalts machte und die er – wohl nach dem Tod seiner Frau – heiratete. Noch als Mätresse gebar sie ihm zwei Söhne und eine Tochter.

Eine andere Mätresse litt darunter, daß sie hinausgeworfen und durch eine andere ersetzt worden war:

> Es ist wie in der Geschichte von der Frau, die auf einem Auge blind war und die während zwanzig Jahren im Hause eines Mannes lebte. Da findet er eine andere und sagt zu ihr (der ersten): «Ich verstoße dich, da du auf einem Auge blind bist.» Darauf entgegnet sie ihm: «Weil du diese zwanzig Jahre, die ich in deinem Hause verbrachte, gebraucht hast, um dies herauszufinden, bin ich (jetzt) diejenige, die dich verspottet!»[16]

«Eine andere finden» war ein Ausdruck, den Unverheiratete gebrauchten. In der griechisch-römischen Zeit wurde er dann zum juristischen Terminus für Ehebruch.

Herodot erzählte man, wie schwierig es sei, eine getreue Ehefrau zu finden:

> Da war er nun blind, zehn lange Jahre, im elften aber bekam er ein Orakel aus der Stadt Buto, die Zeit seiner Buße sei um und er werde wieder sehen, wenn er sich die Augen wasche mit dem Urin einer Frau, die nur zu ihrem eigenen Mann gegangen sei, sonst aber von keinem Mann wisse. Und zuerst versuchte er es mit seiner eigenen Frau, dann aber, als er hier das Augenlicht nicht wiedererlangte, versuchte er's mit allen, der Reihe nach. Als er schließlich wieder sehen konnte, ließ er alle Frauen, mit denen er es versucht hatte, bis auf die eine, durch die er, als er sich mit ihrem Urin die Augen wusch, wieder sehen konnte, zusammenkommen in einer Stadt, die heute Rote Scholle [Erythra Bolos] heißt, dort also versammelte er sie und verbrannte sie und die Stadt gleich mit. Deren Urin ihm aber das Augenlicht wiedergeschenkt hatte, die behielt er für sich als seine Frau[17].

Homosexualität

Theoretisch waren den Ägyptern viele Arten von sexuellem Verhalten bekannt, doch was wirklich praktiziert wurde, verschweigen die Quellen weitgehend. Daß man sich der Homosexualität aus Vergnügen hingab, belegen nur sehr wenige Beispiele. Einen anderen Mann zu vergewaltigen, war eine aggressive Handlung, mit der man Macht über ihn gewinnen konnte. Laut Totenbuch galt es als eine Tugend, nie homosexuellen Verkehr gehabt zu haben, und eine Verbotsliste, die in verschiedenen Städten verbindlich war, deutet das gleiche an. Eine vieldiskutierte Stelle in einer der Lebenslehren zeugt ebenfalls von dieser Haltung.

Bildliche Darstellungen sind oft zweideutig: Auf den Skizzen läßt sich das Geschlecht der Liebenden nicht immer erkennen. Eine Andeutung von Homosexualität findet sich in einer Erzählung, in der der Gott Seth, dessen Bisexualität auch bei anderer Gelegenheit zutage tritt, auf die Männergewänder tragende, amazonenähnliche Göttin Anat springt.

Noch dürftiger sind die Hinweise auf weibliche Homosexualität. In einem Totenbuch für eine Frau steht:

> ...ich habe nicht mit einer Frau geschlafen[18].

Doch handelt es sich hier zweifellos um die Kopie einer «männlichen» Version, und der eindeutige Fehler ist nie korrigiert worden. Die Möglichkeit weiblicher Homosexualität war wohl einigen Leuten aufgegangen, steht doch in einem Traumbuch für Frauen:

An einem Festbankett teilnehmende Damen. Wandmalerei aus einem thebanischen Grab, 18. Dynastie. London, British Museum 37981. (Photo: British Museum)

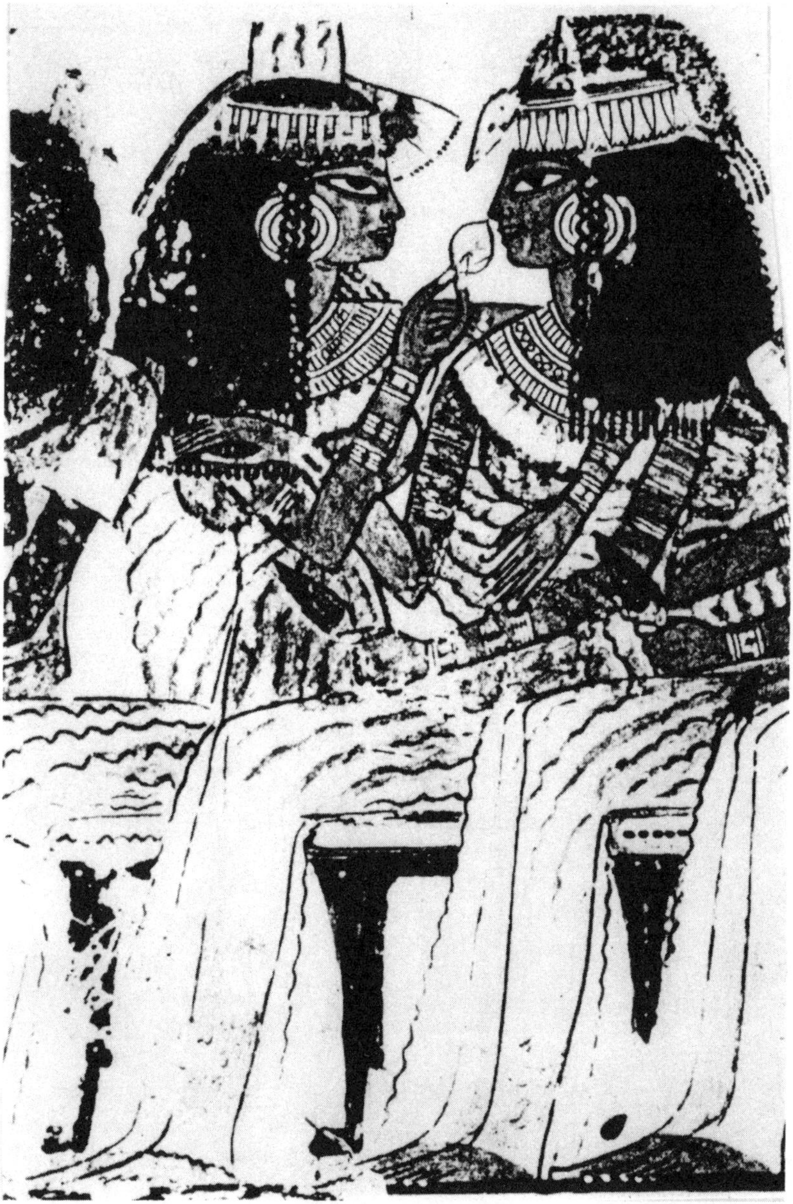

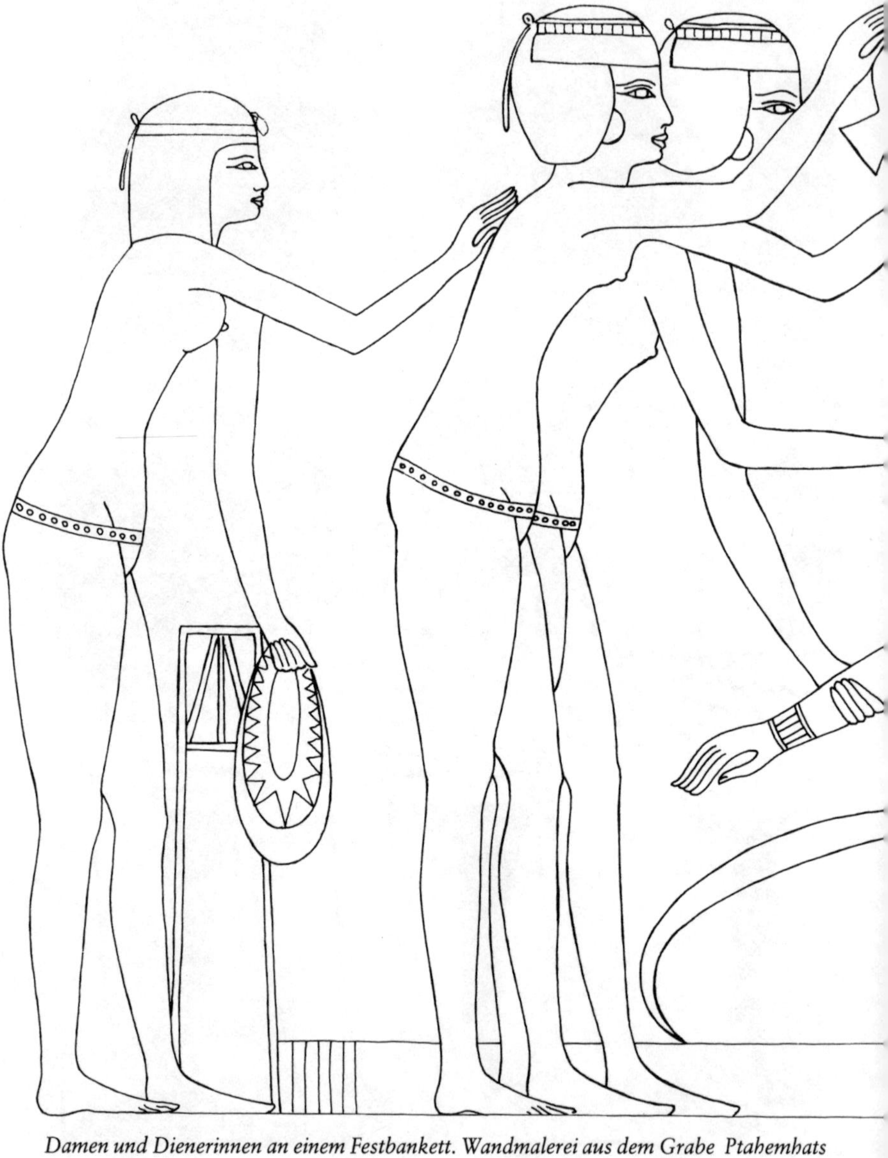

Damen und Dienerinnen an einem Festbankett. Wandmalerei aus dem Grabe Ptahemhats

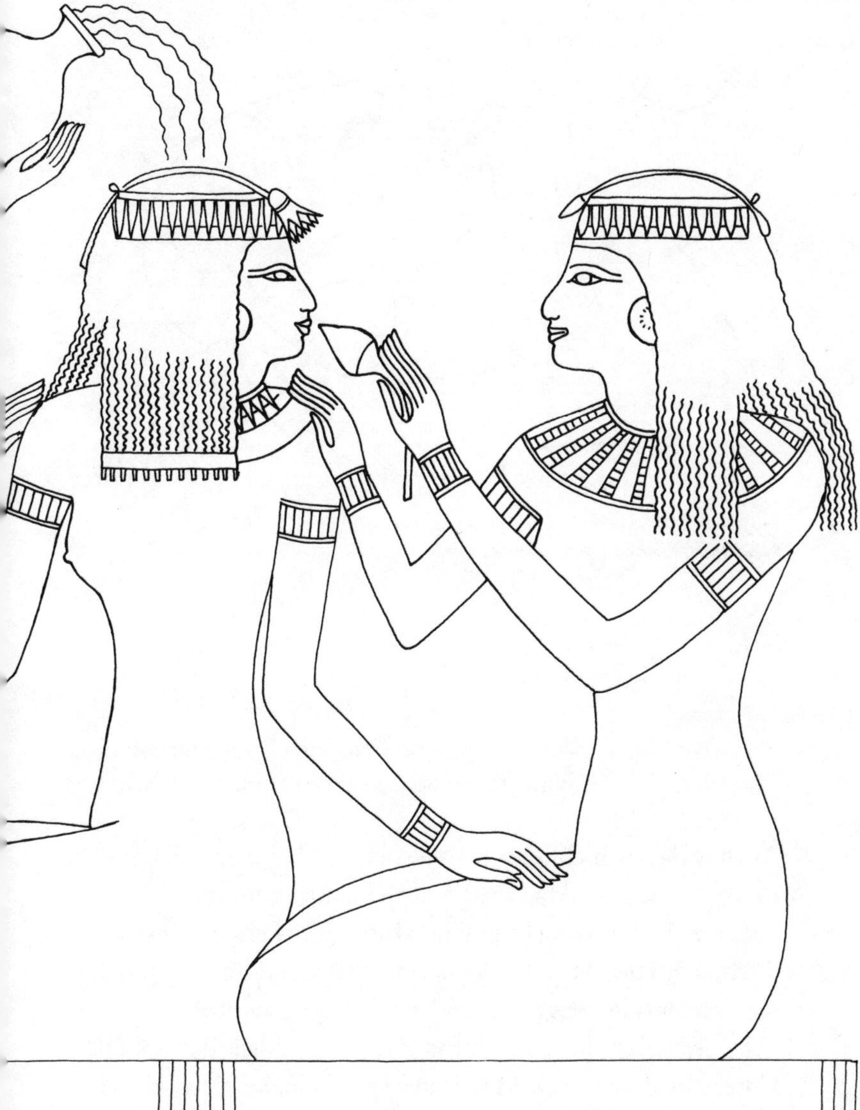

in Theben (Grab Nr. 77), 18. Dynastie. Nach einer Zeichnung von Prisse d'Avennes.

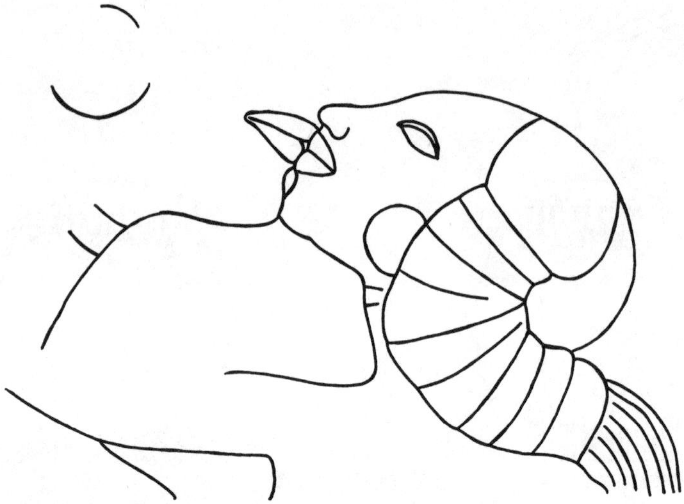

Nofretete küßt eine ihrer Töchter. Relief aus el-Amarna, 18. Dynastie. New York, Brooklyn Museum 60.197.8

> Wenn (sie träumt, daß) eine Frau mit ihr geschlechtlich verkehrt, so wird sie ein Schicksal des Elendes erleben[19].

Auch wenn sie nicht gleich als lesbisch zu betrachten sind, so ist doch eindeutig, daß die Frauen einander gerne berührten: auf einer Darstellung küßt eine Mutter ihre heranwachsende Tochter auf den Mund, oder bei einem Bankett umarmen sich die Damen und zeigen einander erotische Symbole.

In der sogenannten Amarna-Zeit scheint sich der äußere Unterschied zwischen Mann und Frau beinahe verwischt zu haben: In den oberen Kreisen ahmten Frauen und Männer das Königspaar nach und trugen völlig gleiche lose Gewän-

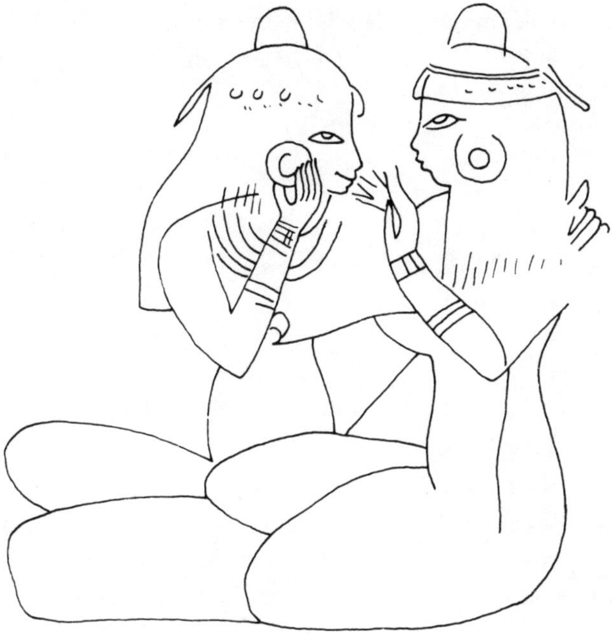

Eine Dame läßt eine andere an einer Lotosblüte riechen. Wandmalerei im Grabe Haremhabs in Theben (Grab Nr. 78), 18. Dynastie. Nach Hay MSS 29823,10.

der, die ganz dünn und durchsichtig waren. Ganz offensichtlich war das Schönheitsideal für beide Körper das gleiche, wobei sich das männliche Erscheinungsbild dem weiblichen anpaßte. König Echnaton läßt sich wie seine Frau Nofretete abbilden: mit kleinen, festen Brüsten, schmaler Taille und stark gerundeten Hüften und Oberschenkeln. Da Nofretete oft Diademe und Kronen trägt, ist es nicht immer leicht, die beiden voneinander zu unterscheiden. Wahrscheinlich hatte diese merkwürdige Ikonographie ganz bestimmte ideologische Gründe: möglich, daß der König das männliche und das weibliche Prinzip in seiner eigenen schöpferischen Person vereinigt sah.

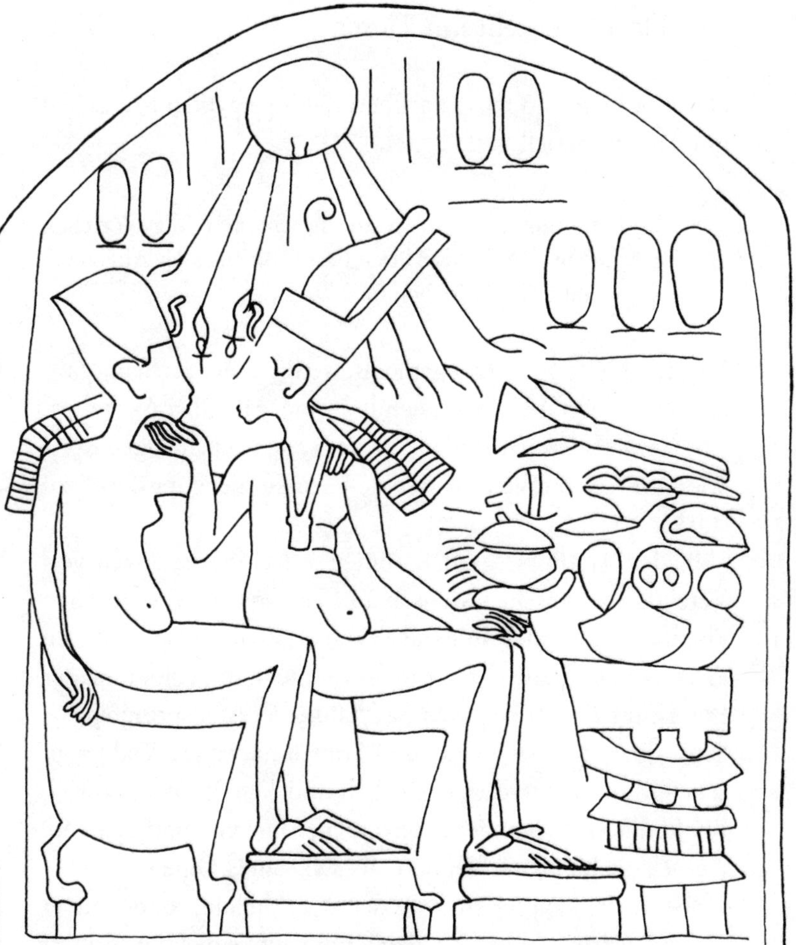

Das Königspaar von Amarna, Echnaton und Nofretete, unter der Strahlensonne. Stele aus el-Amarna, 18. Dynastie. Ost-Berlin, Ägyptisches Museum 17813.

Geschlechtsverkehr mit Tieren

Herodot war schockiert darüber, daß in Ägypten Menschen mit Tieren sexuell verkehrten:

> Und zu meiner Zeit ist in diesem Gau dies Zeichen geschehen: Der heilige Bock besprang vor aller Augen ein Weib, und alle Welt bekam's zu wissen[20].

Mit dem Gau ist Mendes gemeint, wo die Ziege als heilig galt, und Herodot hatte wahrscheinlich einen rituellen Akt miterlebt, ähnlich demjenigen, wenn die Frauen dem heiligen Apis-Stier ihre Genitalien zeigten, um seine Zeugungskraft zu stärken.

In den Traumbüchern kommen verschiedene Arten von Vereinigung zwischen Mensch und Tier vor. In der erotischen Phantasie zumindest muß also diese Art von Sexualität ihren Platz gehabt haben – wenn auch nicht unbedingt in der Praxis. Im Traum begatten da Männer Wüstenspringmäuse, Schwalben und Schweine, und Frauen haben die Wahl zwischen Mäusen, Pferden, Eseln, Schafböcken, Wölfen, Löwen, Krokodilen, Schlangen, Pavianen, Ibissen und Falken. Zumeist gelten diese Träume als schlechtes Omen.

Wenn ein Ägypter einen anderen verfluchte, so mochte er einen Ausdruck brauchen, den wohl kaum eine Frau goutiert hätte: «Ein Esel soll mit deiner Frau und deinen Kindern kopulieren!»[21] Offensichtlich handelte es sich um einen oft und lange Zeit gebrauchten Fluch, denn gerade diese Szene findet sich durch eine Fayence-Statuette dargestellt. Der Esel notabene wird mit Seth in Verbindung gebracht, der als sexuell aggressiv galt.

Nekrophilie

Da die Ägypter ihre Toten mumifizierten, entstanden gewisse Gerüchte, wie etwa, daß sich die Einbalsamierer am Körper sehr schöner Frauen vergingen. Wiederum war Herodot gut informiert:

> Frauen angesehener Männer aber geben sie, wenn sie gestorben sind, nicht sofort zum Balsamieren, auch die Frauen nicht, die sehr schön oder von größerer Bedeutung sind, sondern lassen sie erst drei, vier Tage alt werden und übergeben sie dann erst den Balsamierern. Das machen sie deswegen, damit die Balsamierer den Frauen nicht beiwohnen. Es soll nämlich einer dabei ertappt worden sein, wie er mit einer frischen Frauenleiche Umgang hatte, und sein Mitarbeiter habe es angezeigt[22].

Ein anderer Klassiker, Xenophon von Ephesus, berichtet von einem Mann, der den einbalsamierten Leichnam seiner Frau im Schlafzimmer aufbewahrte, auch wenn nicht klar ist, warum er das tat. Bei Mumien läßt sich manchmal feststellen, daß sie erst einbalsamiert wurden, nachdem der Verwesungsprozeß schon eingesetzt hatte – was aber nicht mit den erwähnten Gründen zusammenhängen muß. Die ägyptischen Einbalsamierer hatten aber zu Leichen wohl einen anderen Zugang als ihre heutigen Kollegen, glaubte man doch, daß Tote ihre sexuelle Potenz behielten. Osiris selbst, der König des Totenreiches, hatte nach seinem Tod noch einen Erben gezeugt. Die sexuelle Potenz der Toten war nicht zu unterschätzen, denn sie konnte in der Gestalt eines Vogels ins Reich der Lebenden zurückkehren und beträchtlichen Schaden anrichten.

Inzest

In der griechischstämmigen königlichen Familie der letzten drei Jahrhunderte v. Chr. kamen Heiraten zwischen nahen Verwandten oft vor, was Ägypten den Ruf eintrug, sozusagen die Wiege des Inzests zu sein. Dazu beigetragen hat, daß frühe Ägyptologen die Begriffe «Schwester» und «Bruder», wie sie zwischen Liebenden und Ehepaaren verwendet wurden, zu wörtlich interpretierten.

Im Ägypten der Pharaonen war Inzest die Ausnahme und nicht die Regel, wobei innerhalb der königlichen Familie besondere Verhältnisse herrschten. Aus Gründen der Legitimität konnte ein Pharao seine Halbschwester heiraten oder gar eine seiner Töchter – wie etwa Ramses II. Ebenso hatte wohl Amenophis III. ein Verhältnis mit einer seiner Töchter, und gleiches wird von Echnaton vermutet. Im Alten Reich hatte König Snofru vermutlich Nachkommen von seiner eigenen Tochter, und Herodot kam zu Ohren, wie König Mykerinos mit der seinigen Absichten hatte.

Im gewöhnlichen Volk war es keineswegs üblich, daß nahe Verwandte einander heirateten. Unter den zahlreichen Liaisons, die man auf diese Frage hin untersuchen konnte, hat man gerade einen einzigen Fall von Inzest festgestellt, bei zweien ist der Inzest «höchstwahrscheinlich» und bei zwei weiteren «unwahrscheinlich, aber möglich». Bei all diesen Beispielen handelt es sich jeweils um Halbbruder oder Halbschwester. Die vorhandenen Quellen lassen also den Schluß zu, daß im alten Ägypten der Inzest nicht verbreitet war.

Polygamie

Auch Polygamie scheint nie Usanz gewesen zu sein. Wenn immer von einem Mann bekannt ist, daß er mehrere Frauen hatte, so deutet zumeist nichts darauf hin, daß er mit ihnen gleichzeitig verkehrte. Da Ehebruch ja allgemein verpönt war, ist kaum anzunehmen, daß Polygamie an der Tagesordnung war. Anders lagen die Dinge am Hof: Aus politischen Gründen wurden Ehen mit ausländischen Prinzessinnen arrangiert, und die Vielweiberei schien besonders unter Amenophis III. Blüten zu treiben, als zahlreiche ausländische Prinzessinnen an den Hof kamen. Manche erhielten sogar ein pompöses Begräbnis, hat man doch die Gefäße, in denen einst

Lederner Wandbehang (?) aus Deir el-Bahri, 18. Dynastie. New York, Metropolitan Museum of Art 31. 3. 98.

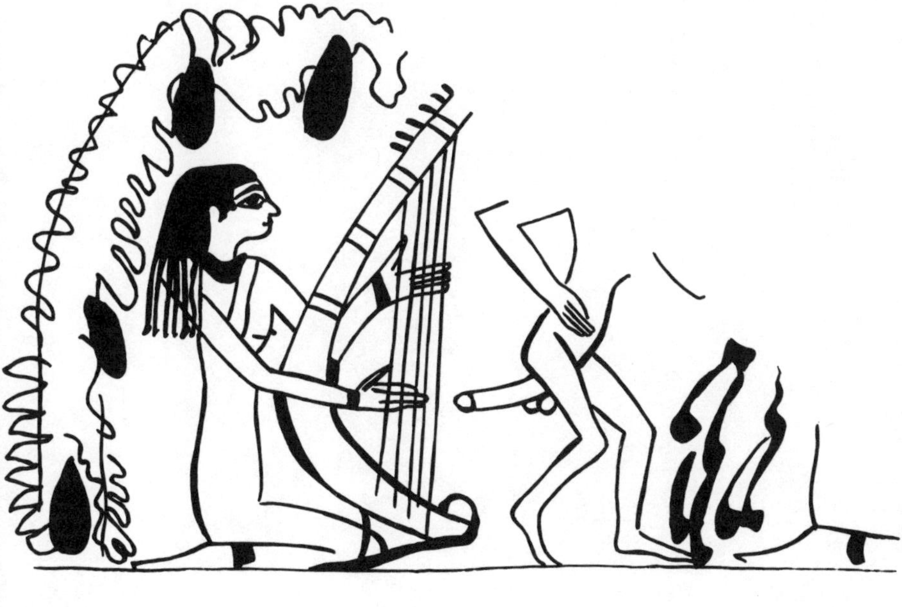

ihre Eingeweide aufbewahrt waren, in der Nähe des Tals der Königinnen gefunden. Die phantasiereichen Namen dieser Damen weisen auf ihre Rolle im Harem des Herrschers hin: «Die der vielen Nächte in der Stadt des strahlenden Aton», «Die glanzvoll im Tempel des strahlenden Aton Erscheinende», «Die sich rasend für den strahlenden Aton Schlagende».

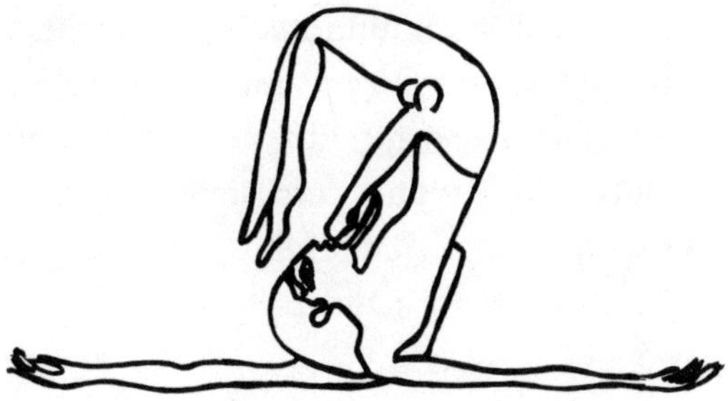

Darstellung des Schöpfergottes, der aus sich selbst Leben erschafft. London, Papyrus British Museum 10018.

Andere Aspekte des Geschlechtslebens

Zu einem eher ungewöhnlichen sexuellen Verhalten gibt es eine einzige Quelle: ein kleines Fragment eines ledernen Wandbehangs (?) aus der Zeit um 1500 v. Chr. Die Szene zeigt ein harfenspielendes Mädchen und einen tanzenden nackten Mann mit einem völlig unrealistisch nach hinten gebogenen Phallus. In der linken Hand hält er einen Gegenstand, der wie eine Peitsche mit mehreren Riemen aussieht. Noch andere Frauen halten sich im Kürbishain auf: ganz rechts im Bild sind ein Fuß und ein Knöchelreif sichtbar. Der Wandbehang ist in Deir el-Bahri gefunden worden, wo die Liebesgöttin Hathor einen Schrein hatte. Leider ist es nicht mehr möglich, diese Szene in ihrer ursprünglichen Form zu betrachten: zu Beginn dieses Jahrhunderts ist der allzu auffällige Penis ausgemerzt worden, und nur noch eine alte Fotografie weist auf die Bedeutung der Szene hin.

In einer der Schöpfungslegenden steht, wie der Schöpfergott die anderen Götter mit seiner Hand, das heißt durch Masturbieren erschuf. Eine andere Variante dieses Vorgangs ist auf einem Papyrus dargestellt: statt seiner Hand braucht der Gott seinen Mund. Ob diese Technik unter Sterblichen üblich war, bleibt dahingestellt.

Die erotische Sprache in Wort und Bild

Im folgenden werden die Ägypter in ihren Geschichten von Göttern und Menschen und ihren Gedichten und Weisheitslehren zu Wort kommen. Die Sprache dieser Quellentexte variiert stark: zum Teil, weil es sich um verschiedene Literaturgattungen handelt, zum Teil, weil die Texte in einer Zeitspanne von mehreren tausend Jahren entstanden sind.

In den mythologischen Geschichten und den Tatsachenberichten ist die Sprache unmißverständlich: die Autoren sagen genau das, was sie meinen. In den Liebesgedichten jedoch und bis zu einem gewissen Grad auch in literarischen Texten mit menschlichen Protagonisten kommen Wortspiele und Doppeldeutigkeiten vor – auch wenn zweifellos viele davon dem heutigen Leser und Übersetzer entgehen.

Die Ägypter drückten sich nicht immer sehr gepflegt aus, und gewisse Flüche entstammten dem Bereich der Sexualität. Eine anständige Ausdrucksweise war jedoch durchaus gefragt: «Dein Mund treibt keine Unzucht» oder «Du hast dich einer ehebrecherischen Sprache enthalten» wird auf einem Papyrus aus der Ramessidenzeit um 1000 v. Chr. empfohlen[23]. Doch im Alten Reich, tausend Jahre früher, schreit ein Mann beim Kampf seinen Gegner mit den Worten an: «Komm nur, du Hurenbock!» (Grab des Ti)[24]. Offenbar hielt man es nicht für deplaziert, diese Bemerkung in die Wand eines Grabes zu meißeln, das ja auf seine Art ein offizielles Denkmal war.

Das Wort für die weiblichen Genitalien wurde in einem abschätzigen Sinn gebraucht. Eine Frau, die jemandem einen üblen Streich gespielt hat, bezeichnet man als eine *kat tahut*. *kat* heißt Vulva und *tahut* wahrscheinlich Prostituierte. Ram-

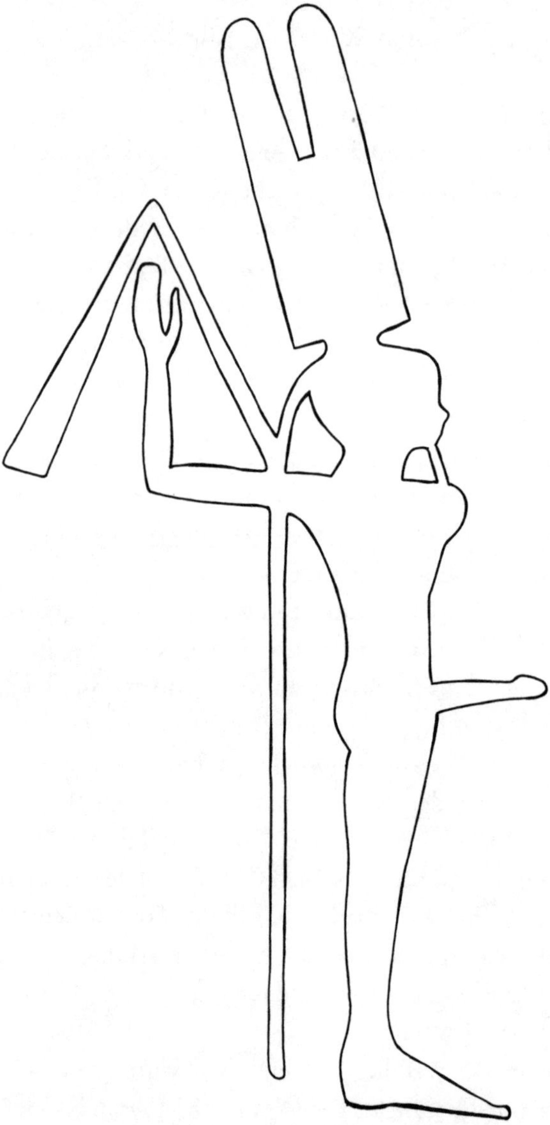

Typische Darstellung des Fruchtbarkeitsgottes Min. Hieroglyphe von der sogenannten Weißen Kapelle Sesostris' I. in Karnak, 12. Dynastie.

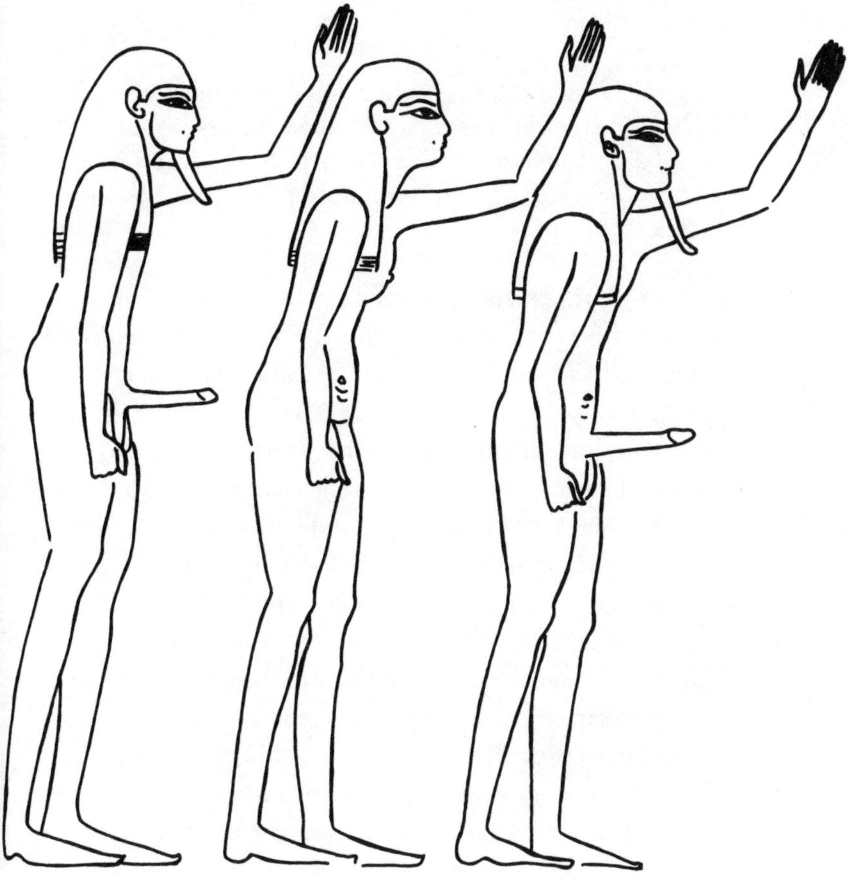

Ausschnitt aus der Deckendekoration des Korridors C im Grabe Ramses IX. im Tal der Könige von Theben, 20. Dynastie.

ses II. verwendete einen ähnlichen Ausdruck für unterwürfige Feiglinge.

> ... deren Städte er aber ohne Kampf und Mühe einnahm, bei denen zeichnete er es auch auf Säulen auf, ebenso wie bei den mannhaften Völkern, setzte aber noch eine weibliche Scham dazu, um so kundzugeben, daß sie feige seien[25].

Wurde das Wort *kat* zur anatomischen Beschreibung oder in abschätziger Art verwendet, so benutzte man *keniu*, das heißt «Umarmung», für die weiblichen Geschlechtsteile in einem poetischeren Kontext. In einem Liebesgedicht sagt der junge Mann: «Sie hat mir die Farbe ihrer Umarmung gezeigt», wobei wohl auch «Farbe» eine erotische Konnotation hat. In einem anderen Gedicht sieht jemand «die Farbe all ihrer Glieder». In einer Geschichte wird der Schäfer, der eine Göttin auf der Wiese sieht, von ihrer «Farbe» (Haut) verführt, die so «glatt» ist[26].

Das sexuelle Beisammensein konnte auf viele Arten ausgedrückt werden: Poetisch hieß das «gemeinsam eine angenehme Stunde (wörtlich: einen schönen Tag) verbringen». Handelte es sich um ein außereheliches Vergnügen, so sagte man «ein Haus betreten». Mußte aber der Geschlechtsverkehr in einem Wort ausgedrückt werden, so standen etwa zwanzig Wörter zur Auswahl[27]. Das in amtlichen Dokumenten, Weisheitsbüchern, Kalendern und Traumbüchern weitaus am meisten verwendete Wort war *nek*, dessen Wurzel im modernen Arabisch weiterbesteht. In literarischen Texten findet sich die neutralere Umschreibung «kennen». Ein weiterer Ausdruck war das moderner tönende «schlafen mit», «sich mit jemandem vergnügen», «sich mit jemandem ver-

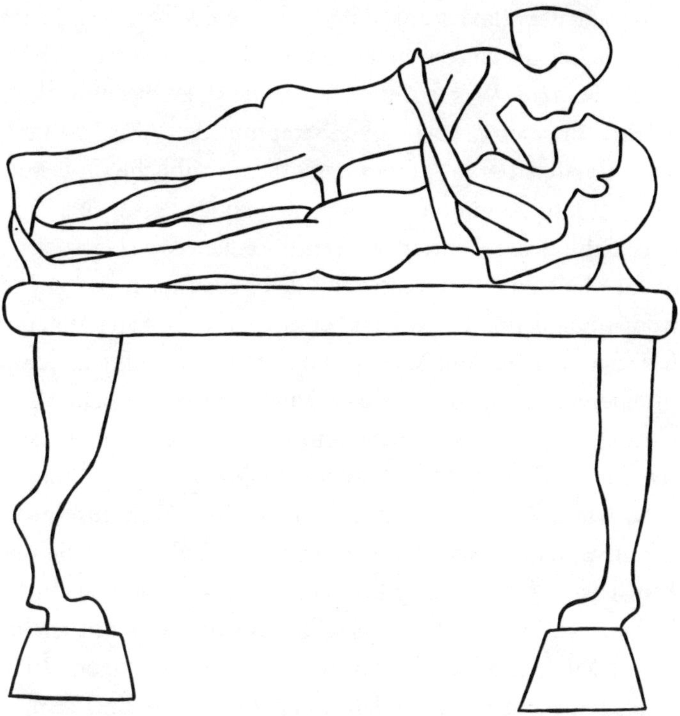

Hieroglyphe in einem Grab von Beni Hasan, um 2000 v. Chr.

einigen» und noch eine ganze Reihe von Wörtern, die vorläufig – solange wir ihre Feinheiten nicht verstehen – einfach mit «Geschlechtsverkehr haben» oder ähnlich übersetzt werden müssen.

Für den Orgasmus hatten die Ägypter ebenfalls ein Wort: «Ejakulieren» beschrieb auf einfache Weise den Höhepunkt beim Mann, graphisch dargestellt in der Hieroglyphe

Geht man aber davon aus, daß das letzte Zeichen bei anderen Ausdrücken als Determinativ verwendet wird, so bezeichnen wohl mehrere Wörter, die man mit «Geschlechtsverkehr haben» übersetzt, eben dieses Stadium des Akts. Es kann nicht zweifelsfrei belegt werden, ob der weibliche Orgasmus zur Kenntnis genommen wurde, aber einige Passagen könnte man dahingehend interpretieren. In einem Weisheitstext ist davon die Rede, wie langweilig das Leben nach sechzig ist, wenn man nicht mehr wie früher essen und trinken kann, und wenn «man eine Frau begehrt, kommt ihr Augenblick nicht». In einem Text, in dem es um den Liebesakt zwischen dem Gott Amun und einer schönen ägyptischen Königin geht, scheint es, daß die Königin beim Höhepunkt aufschreit.

So wie die Ägypter bildliche Darstellungen in ihrer erotischen Sprache verwendeten, so existierte in der darstellenden Kunst eine Art kodierte Sprache. Manche Bilder bedürfen keiner Erklärung, aber das gilt nur für die «inoffizielle» Kunst wie Skizzen und Graffiti, die mit den heutigen Zeichnungen dieser Art viel gemeinsam haben. Grab- und Tempelmalereien jedoch haben auch eine rituelle oder magische Bedeutung. Der Gott Min zum Beispiel wurde auf Reliefs und als Statue mit erigiertem Penis dargestellt, was aber nie als unzüchtig galt, denn das auffällge Attribut des Gottes war ein wesentlicher Teil seiner Ikonographie. Im übrigen waren sich die Ägypter gewöhnt, Phalli zu zeichnen, handelte es sich doch einfach um eine oft verwendete Hieroglyphe; sie gab einen Laut wieder in Wörtern, die überhaupt nichts mit Erotik zu tun hatten.

In der ägyptischen Kunst kommen erotische Szenen als solche sehr selten vor. Eine winzige Hieroglyphe in einem Grab aus der Zeit des Mittleren Reichs zeigt eine Frau und

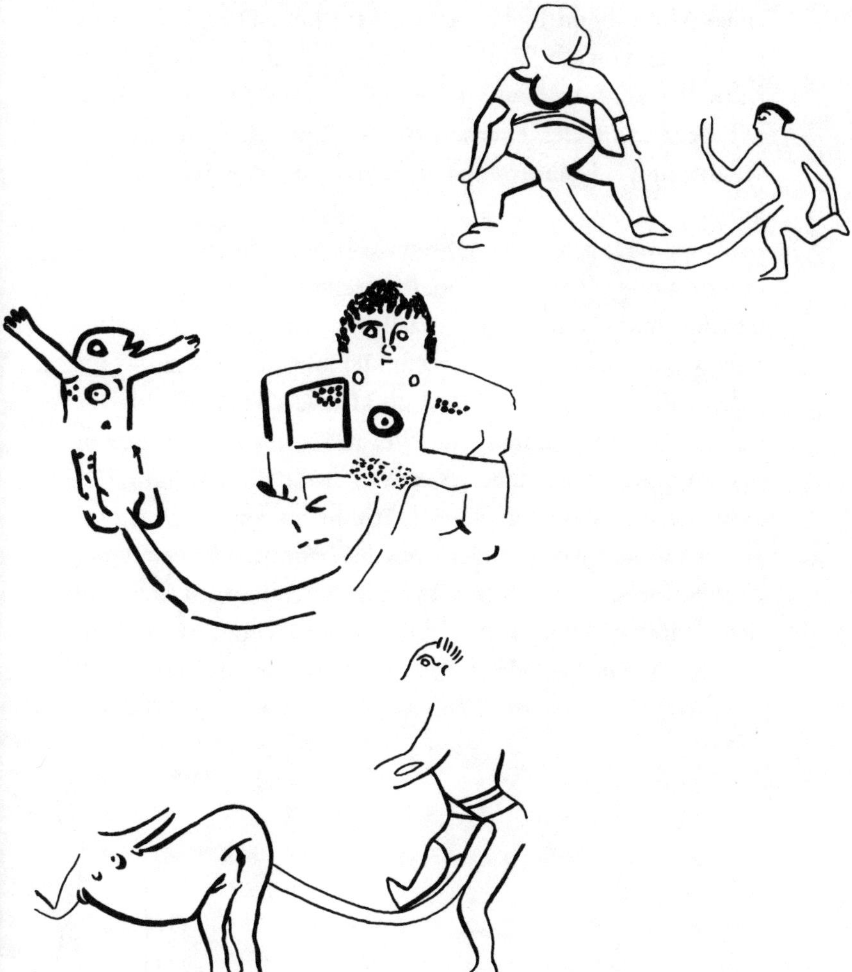

Wandmalereien in einem Haus in Hermopolis, 1. Jh. v. Chr.

einen Mann beim Liebesakt auf dem Bett. Das Zeichen ist inzwischen von der Wand verschwunden, doch ist eine in der Mitte des 19. Jahrhunderts gefertigte Kopie davon erhalten. Die Bedeutung der Hieroglyphe im Text bleibt leider rätselhaft, und sie gehört auch nicht zu einer größeren Darstellung.

In einem Haus aus den Jahren vor Beginn unserer Zeitrechnung war eine Wand mit Bildern geschmückt, die Paare beim Geschlechtsverkehr zeigten. Vielleicht waren es nur Graffiti oder vielleicht Teil der Ausschmückung des Raums – auf jeden Fall ist man versucht, sie als Hinweis zu deuten, daß es sich um ein Freudenhaus handelte, und es mit den Überresten der Zimmer eines anderen, etwas früheren Gebäudes zu vergleichen. Zu Beginn dieses Jahrhunderts legten Archäologen in Saqqara vier Zimmer eines aus Lehmziegeln gebauten, eher einfachen Hauses frei. In einigen Zimmern standen an den Wänden Bänke aus Ziegeln. Diese Wände waren mit Darstellungen des Gottes Bes dekoriert, ein bis anderthalb

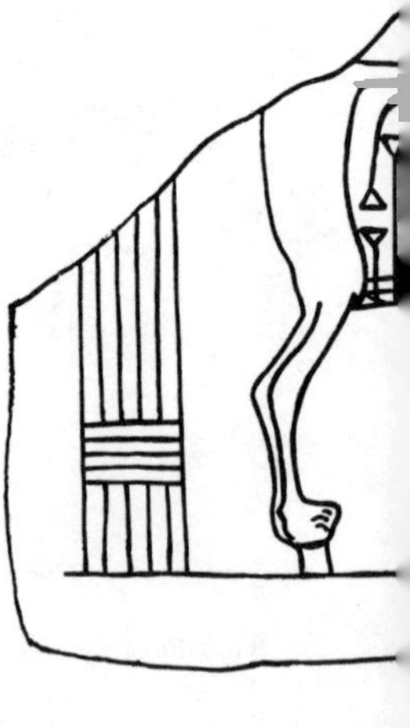

Echnaton und Nofretete mit zwei kleinen Töchtern.
Relief aus el-Amarna, 18. Dynastie.
Paris, Louvre E 11624.

Meter hoch, mit Stuck bedeckt und bemalt. Wie man noch sehen wird, ist der Gott Bes oft zugegen, wo die körperliche Liebe gefeiert wird. Außerdem konnten rund zweiunddreißig phallische Figuren aus dem Schutt gerettet werden. Entweder waren diese »Bes-Gemächer« für Damen und ihre Kunden bestimmt, oder dann waren sie möglicherweise eine Kult-

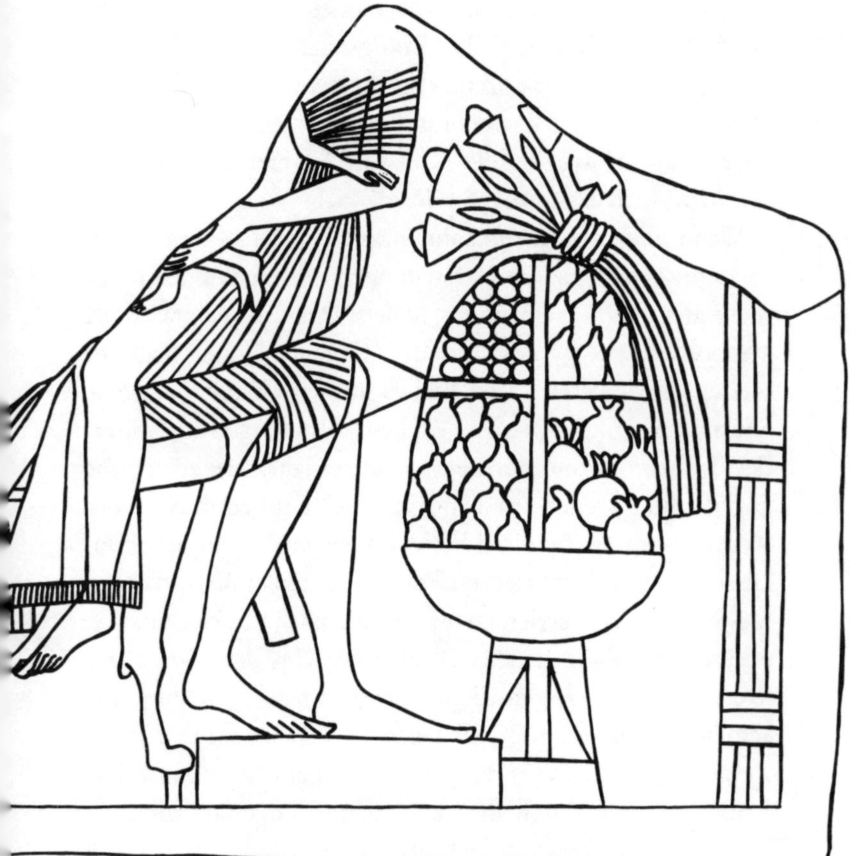

stätte für diejenigen, die in Sachen Fortpflanzung Kraft brauchten.

In der Amarna-Zeit veränderte Echnaton das religiöse und künstlerische Leben des Landes grundlegend, und er selbst ließ sich und seine Familie in Situationen darstellen, wie es vor ihm noch kein König getan hatte: er hat Nofretete und einige seiner Töchter auf seinem Schoß, dann wieder kitzelt ihn Nofretete am Kinn, oder sie küßt ihn, während sie ihm einen Blumenkranz umlegt. Vor kurzem ist ein Relief entdeckt worden, auf dem das Königspaar Arm in Arm vor einem Bett steht. Diese Szenen haben nichts mit Exhibitionismus zu tun, sondern vielmehr mit bestimmten Ritualen. Es ist aber gewiß richtig, daß die Kunst in Ägypten zu jener Zeit sinnlicher war als je zuvor oder danach.

Wenn auch die Ägypter ihr Intimleben nicht gerne offen zeigten, so muß es den Darstellungen deswegen noch lange nicht an erotischer Spannung fehlen. Das Erotische wird oft symbolisch ausgedrückt. In den Gräbern hoher Beamter weisen die Malereien und Reliefs an den Wänden auf eine Vielzahl von Aktivitäten hin. Neben Abbildungen der Götter, des Trauerzugs und der Begräbnisfeierlichkeiten zeigen die sogenannten Szenen aus dem Alltag den Grabbesitzer bei der Arbeit, beim Fischen und bei der Vogeljagd, beim Überwachen der Feldarbeit oder mit Frauen bei einem Bankett. Man ließ sich ein Grab errichten und reich ausschmücken, um sich so das Leben im Jenseits zu sichern. Um dem Toten das Weiterleben zu ermöglichen, war es vor allem wichtig, nie seinen Nahrungszufluß versiegen zu lassen und mit Riten dafür zu sorgen, daß er das Essen auch genießen konnte. Die Gaben wurden durch ihre Darstellung im Grab wirklich, ebenso die auf Listen aufgeführten Gegenstände. Bilder von

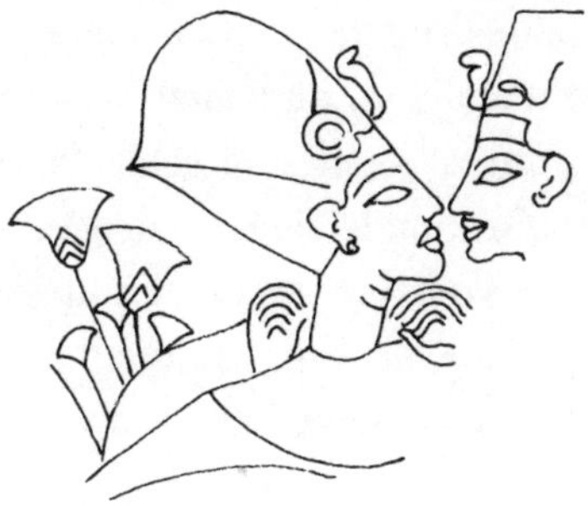

Echnaton und Nofretete. Relief aus el-Amarna, 18. Dynastie. Ost-Berlin, Ägyptisches Museum 14511.

Feldarbeiten symbolisierten einen nie endenden Nachschub an Getreide für Brot und Bier. Es war ein einfaches Denkschema, dessen Sprache jedermann verstand. Andere, anspruchsvollere Vorstellungen von Wiedergeburt im Jen-

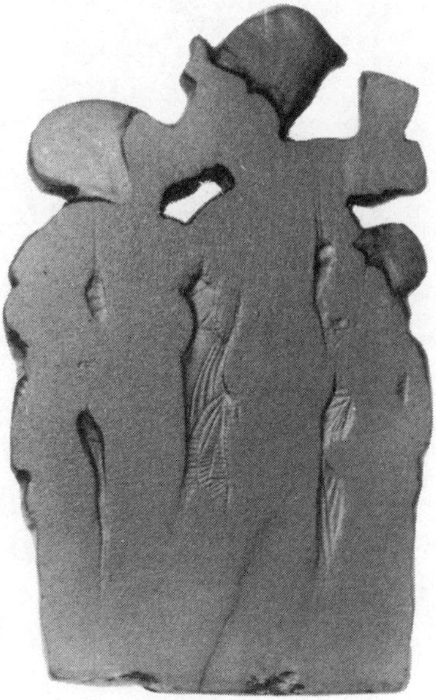

Täfelchen aus el-Amarna (?), 18. Dynastie. Cambridge, Fitzwilliam Museum 4606.1943. (Photo: Fitzwilliam Museum)

seits drückte man in einer kodifizierten Sprache aus, die ebenfalls im täglichen Leben verankert war. Das galt insbesondere für den Geschlechtsakt.

Grabmalereien, die den Verstorbenen beim Fischen und bei der Vogeljagd in den Sümpfen am Fluß zeigen, sollten nicht nur an die Tage vergnügter Freizeitbeschäftigung erinnern. Der Tote, seine Frau und seine Kinder, alle festlich gewandet,

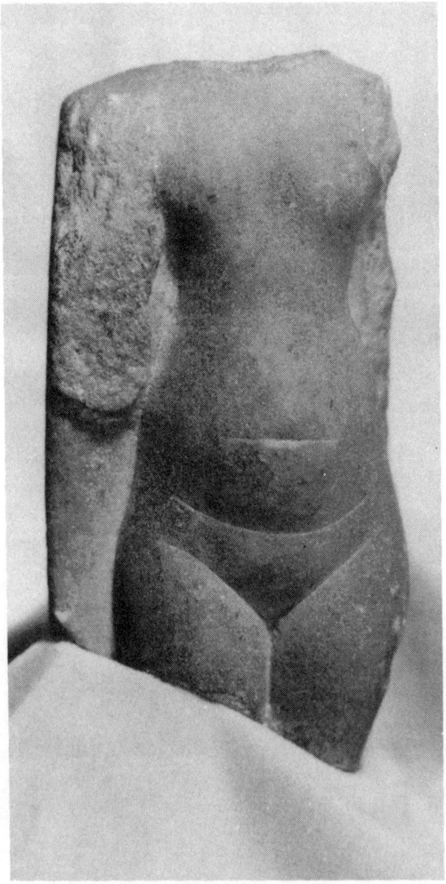

Statuette aus el-Amarna, 18. Dynastie. London, University College 002. (Photo: University College London)

sind in einem zerbrechlichen Boot. Immer hat der Tote seinen Glückstag, fängt er doch gleich zwei Fische auf einmal, nie nur einen. Die Bedeutung der Szene liegt gerade in diesen zwei Fischen von der Art der *Tilapia nilotica*, die für die Ägypter das Sinnbild der Wiedergeburt war. Droht Gefahr, kann die *Tilapia* ihr Junges in die Mundhöhle nehmen und es später wieder wohlbehalten ausspucken, so daß scheint, als sei es zuerst umgebracht, dann wiedergeboren worden. Im Boot oder auf der Hand einer der Frauen sitzt eine kleine Ente oder Gans. Dieser Vogel hatte eine erotische Bedeutung, verkörperte vielleicht sogar die weibliche Sexualität schlechthin. Vögel mit dem Wurfspieß zu jagen, hatte ebenfalls Symbolcharakter, wenn auch nicht unbedingt einen erotischen – trotz der Form der Waffe. Neben Essen und Sprechen war die Vogeljagd etwas, wozu der Totengott Osiris nach seinem eigenen Tod weiter befähigt war. Der Grabbesitzer nun ließ solche Szenen darstellen, um im Jenseits ebenfalls auf diese Art aktiv sein zu können.

Darstellungen von Banketten zeigen offenbar das perfekte Festmahl, wobei der Grabbesitzer und seine Frau als Gastgeber fungieren. Diese Szenen sind jedoch so voll von Symbolen, die alle in gleicher Richtung weisen, daß an der tieferen Bedeutung des Anlasses kein Zweifel bestehen kann. Männer und Frauen sitzen in Reihen, und die Gastgeber sind gewöhnlich von den Geladenen abgesondert. Diener servieren Bier und Wein, gegessen wird nie etwas. Die Gäste erhalten Halskragen aus Lotusblumen, und auf ihre Perücke legt man einen kompakten Salbenkegel. Im Lauf des Abends schmilzt das Fett, und ein herrlicher Gewürz- und Blumenduft entsteht. Die Damen tragen so durchsichtige Gewänder, daß man ihre Brüste sieht, und der Stoff betont die Konturen ihrer

Beine und Hüften. Die Perücken sind schwer und der Mode entsprechend kunstvoll gelockt. In den Händen halten sie Lotusblumen oder -knospen und Alraunen. Die Lotusblume hatte in Ägypten die gleiche Bedeutung wie der Granatapfel in Griechenland oder die Rose bei uns. Die Alraune war Symbol der Liebe, sie galt als Aphrodisiakum. Und Haar hat in allen Kulturkreisen erotische Bedeutung. So sagt ein junger Mann in einer ägyptischen Geschichte: «Zieh deine Perücke an und laß uns ins Bett gehen.»

Die Salbenkegel weisen darauf hin, welch wichtige Rolle der Duft in der erotischen Phantasie der Ägypter spielte. Auch waren Wortspiele sehr geschätzt: Darstellungen von Dienerinnen, die den Gästen Getränke einschenken, mochten etwas Sexuelles evozieren, denn «einschenken» und «ejakulieren» wurden mit dem ähnlich lautenden Wort *seti* ausgedrückt. Das Wort bedeutete übrigens auch «schießen», und so konnten Jagdszenen, bei denen auch geschossen wurde, einen erotischen Beigeschmack haben.

So führen Bankettszenen und all ihre Details zu einer ganz besonderen Interpretation des Geschehens: das Anfangsstadium der Wiedergeburt wird hier in einer Sprache angedeutet, die den Eingeweihten durchaus klar war. Dieser Aspekt der scheinbar einfachen und idyllischen Alltagsszenen aus dem alten Ägypten ist einigen Gelehrten erst seit wenigen Jahren aufgegangen, und die Lesart ist noch keineswegs allgemein akzeptiert.

Wie erwähnt, sahen die Ägypter in der Darstellung intimer Körperteile oder kopulierender Tiere nichts Unschickliches. Daß man die Gräber nicht mit Darstellungen von Menschen im Liebesakt schmückte, war wahrscheinlich nicht eine Frage des Anstands. Eher lag es am Glauben, daß die magische

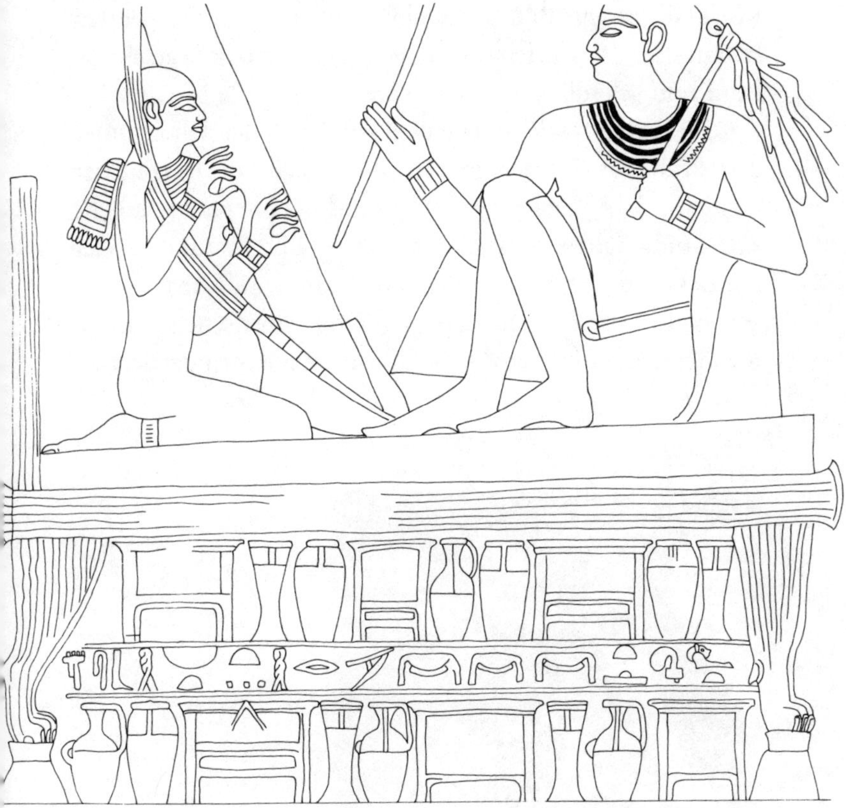

Watetchethor spielt vor ihrem Gemahl Mereruka Harfe. Relief im Grabe Mererukas, Saqqara, 6. Dynastie.

Kraft, die jedem Bild innewohnt, außer Kontrolle geraten könnte, was besonders im Bereich der Sexualität erschrekkend und schädlich gewesen wäre.

Oft sitzt bei Bankettszenen ein Äffchen (Meerkatze) unter dem Stuhl der Gastgeberin. Es könnte sich um ein Haustier handeln, doch seine Gegenwart muß noch eine zusätzliche Bedeutung haben, denn nichts auf dem Bild ist zufällig oder nur dekorativ. Die Erklärung fällt leicht, denn Affen erscheinen nicht selten in direkt oder indirekt erotischen Zusammenhängen: es gibt erotische Graffiti, auf denen die Sexual-

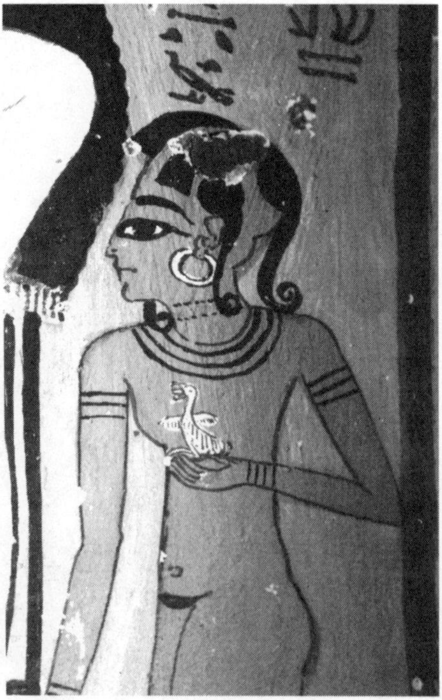

Mädchen mit Nestling. Wandmalerei im Grabe Inherchaus in Deir el-Medina (Theben, Grab Nr. 359), 20. Dynastie.

partnerin eindeutig affenähnliche Züge hat; Kosmetikgefäße sind oft mit Affen dekoriert – ein Gefäß zeigt eine Frau ebenfalls beim Geschlechtsakt; Affen mit Musikinstrumenten ahmen höchstwahrscheinlich Musikantinnen nach; eine von Echnatons Frauen hatte einen Namen, der auffällig dem Wort «Affe» glich, genauso wie eine Haremsdame seines Vaters. Offenbar brachten die Ägypter Affen eng mit der weiblichen Sexualität in Beziehung, und das wohl auf weniger verfeinerte Art als bei den Enten und Gänsen. Der Pavian, der manchmal anstelle der Meerkatze auftritt, hatte den

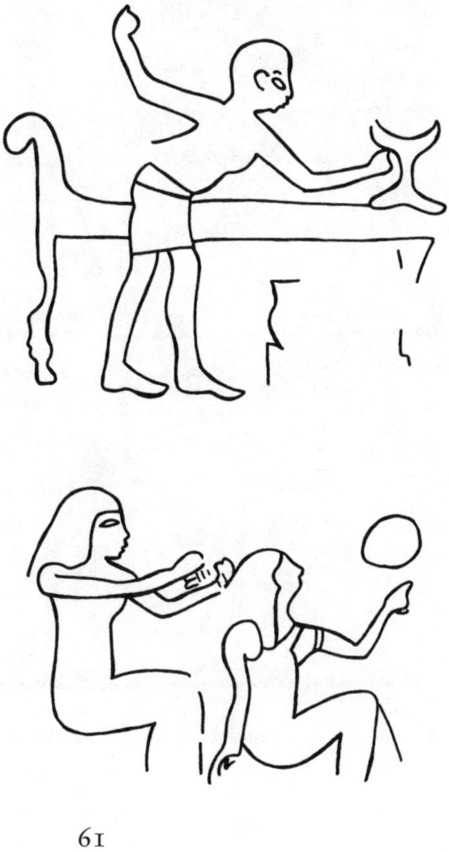

Zeichnung auf einer Wand im Grabe Neferrenpets in Theben (Grab Nr. 140), 18. Dynastie.

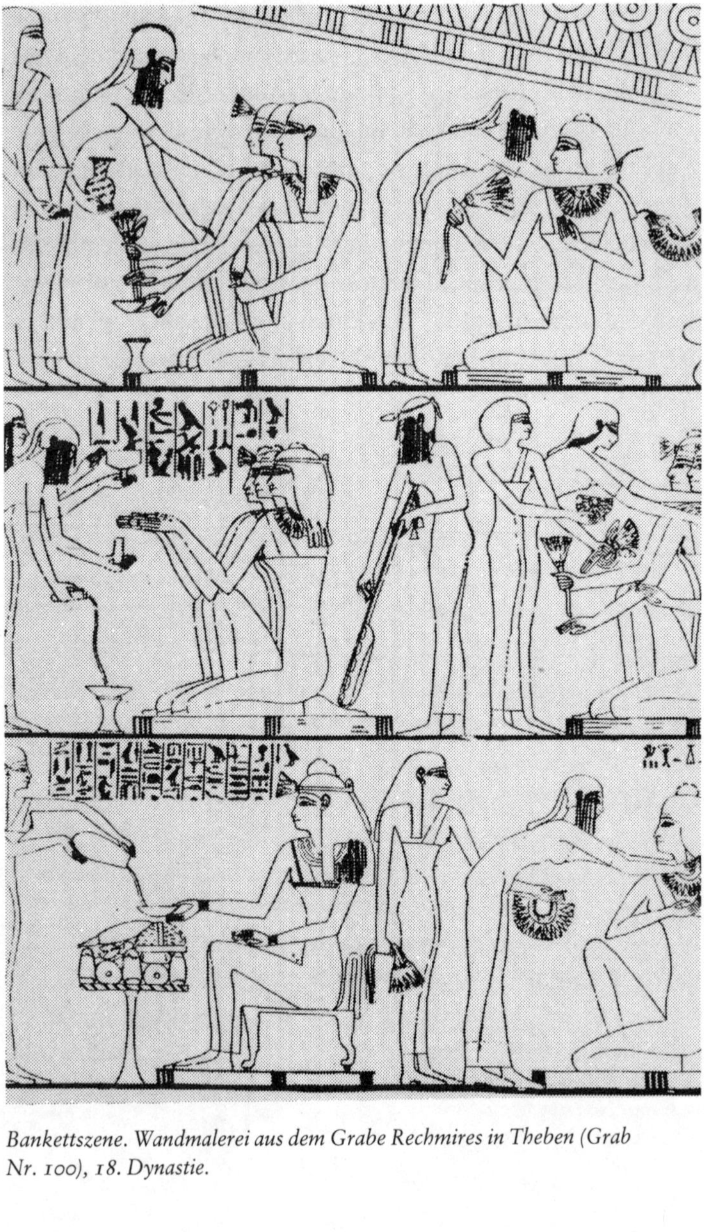

Bankettszene. Wandmalerei aus dem Grabe Rechmires in Theben (Grab Nr. 100), 18. Dynastie.

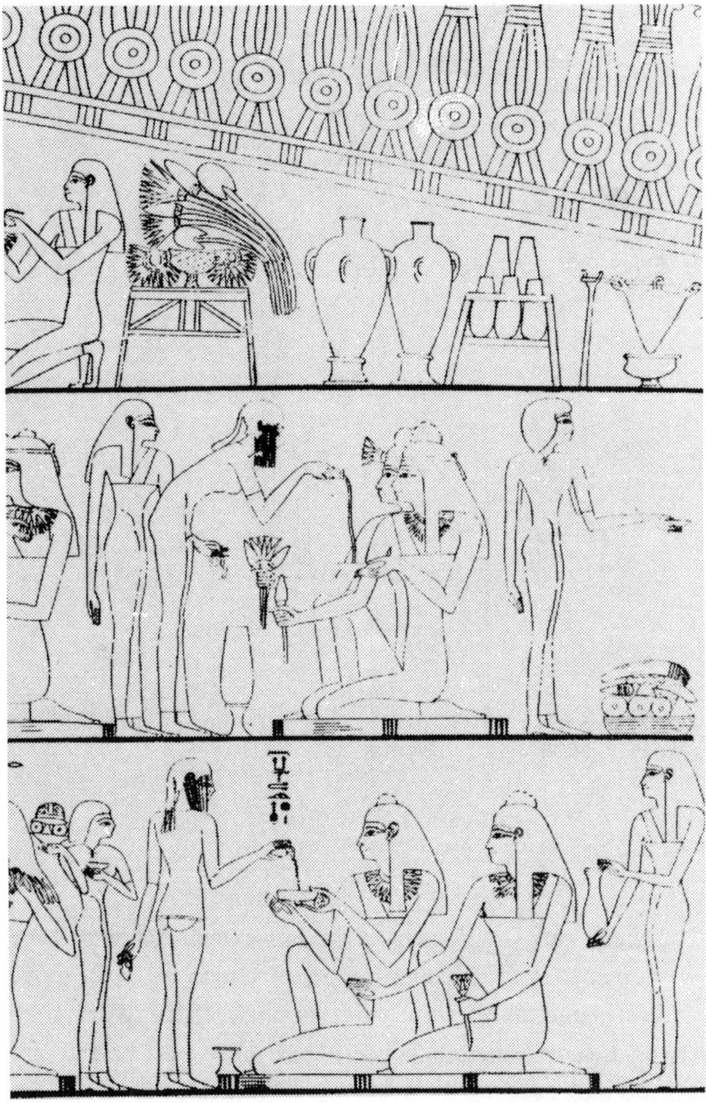

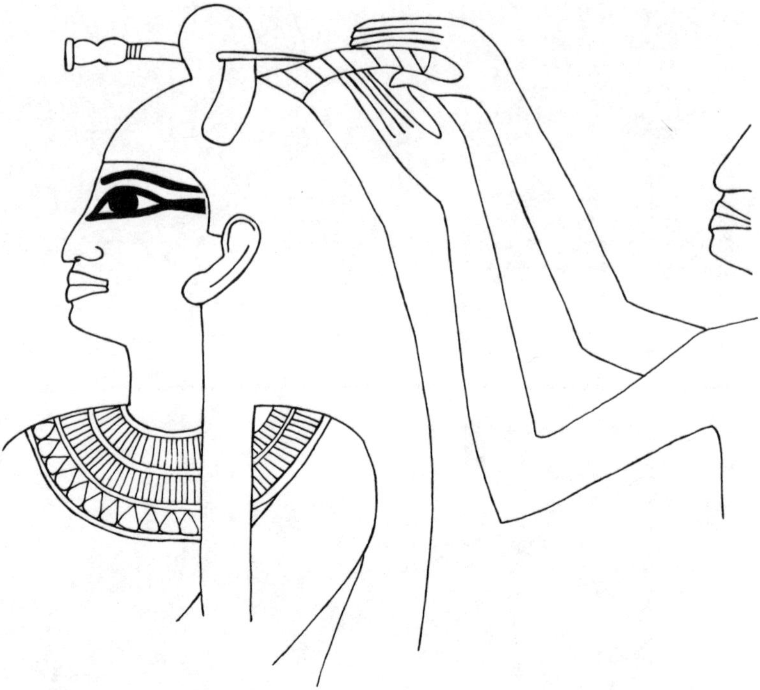

Die Königsgemahlin Nefru wird frisiert. Relief aus ihrem Grab in Deir el-Bahri (Theben, Grab Nr. 319), 11. Dynastie.

Lautwert «*nfr*», was man nicht mit einem einzigen Wort wiedergeben kann. Zumeist übersetzt man es mit «gut», «schön» und ähnlichem, doch impliziert das Wort auch etwas Dynamisches, Schöpferisches, Potentes. Ersetzt ein Symbol ein anderes, so stehen sie oft miteinander in Beziehung: Die Affen treten manchmal anstelle des Zwerggottes Bes auf, der das Intimleben der Frauen beschützte.

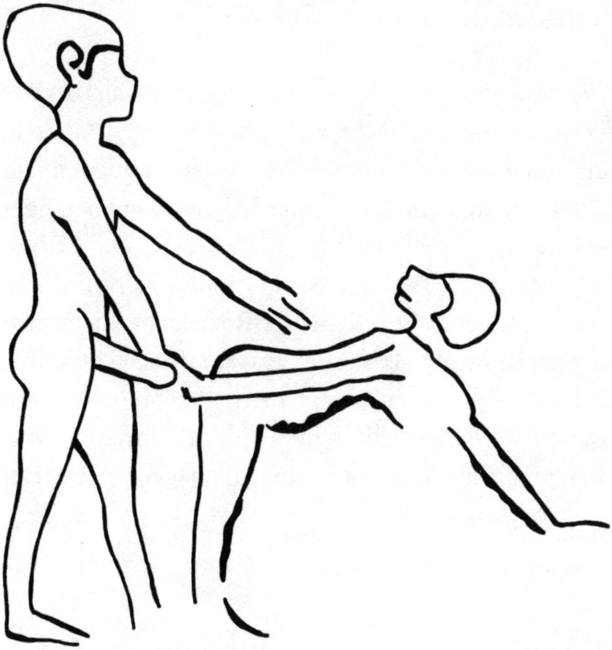

Graffito aus dem Wadi Hammamat.

Die Requisiten der Liebe

Wenn die Ägypter nur schon Bildern magische Kräfte zuschrieben, so erstaunt nicht, daß gewisse Gegenstände in der Erotik eine Rolle spielten: mit magischen Amuletten und Figürchen hoffte man die Liebe einer Frau zu gewinnen oder die Potenz im Jenseits zu bewahren. Die Musik- und Liebesgöttin Hathor war die Gebieterin von «Sistrum» und «Menat». Das Sistrum ist eine heilige Rassel, ein Menat war das Gegengewicht einer Halskette. Es war nicht eigentlich ein Musikinstrument, sondern wurde als Griff gebraucht, wenn der Musikant die Perlen schüttelte. Beide Gegenstände wurden bei Tempelriten und auch im Alltag gebraucht. Der

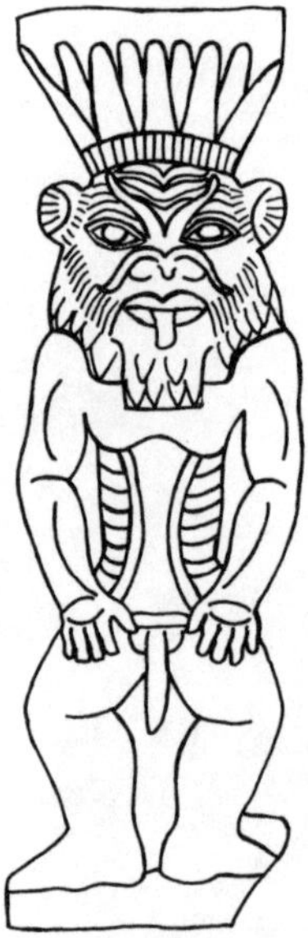

Bes, der vor allem im Schlafzimmer als Schutzgott wirkt. Elfenbeinerne Verzierung von einem Bett, 18. Dynastie. Cambridge, Fitzwilliam Museum E.67c.1937.

Grabbesitzer und seine Frau erhielten sie oft als Geschenk, das ewiges Glück und dauernde Fruchtbarkeit verhieß.

Beim Bankett brachten tanzende Mädchen das erotische Rasseln hervor. Sie trugen nichts als ein Band um die Hüfte, auf dem hohle, ein Steinchen enthaltende Perlen angebracht waren. Wenn die Mädchen mit den Hüften wippten, ergab sich ein verführerischer Klang.

Die ägyptischen Frauen halfen ihrer Schönheit mit Kosmetika nach. Schwarze Augenschminke betonte ihre dunklen Augen, Lippen- und Wangenrot tat das Seine. Auf den Töpfen mit Kosmetika finden sich erotische Symbole, und ein Salbenlöffel etwa hatte die Form der Hieroglyphe für «Leben» ☥ , wobei der Stiel mit einem Mädchen verziert war, das lautespielend in einem Papyrusdickicht auf einem Boot dahinfährt. Boot und Laute sind mit Entenköpfen dekoriert. Auf den kleinen, aus Anhydrit – «blauem Mar-

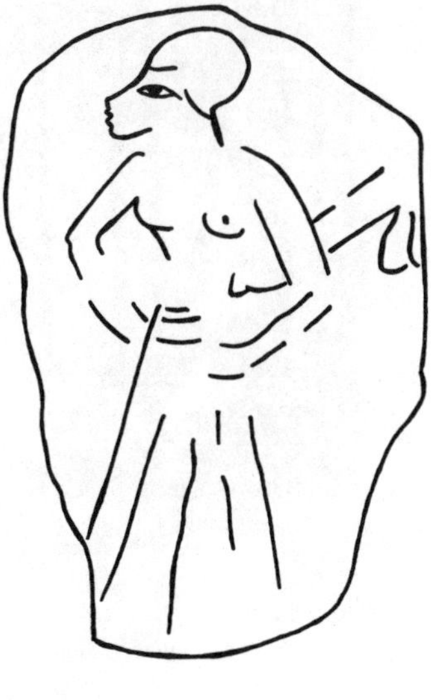

Ostrakon. Privatsammlung.
(Photo: Keimer)

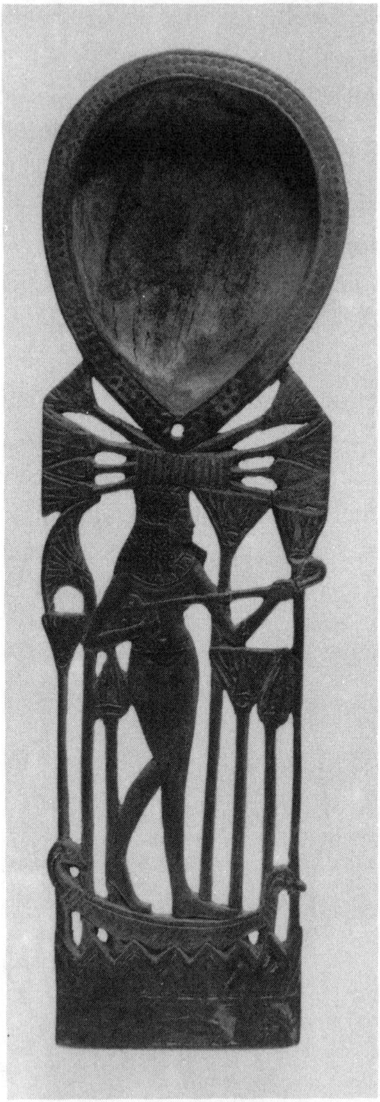

Salbenlöffel aus Sedment, Neues Reich. London, University College 14365. (Photo: University College London)

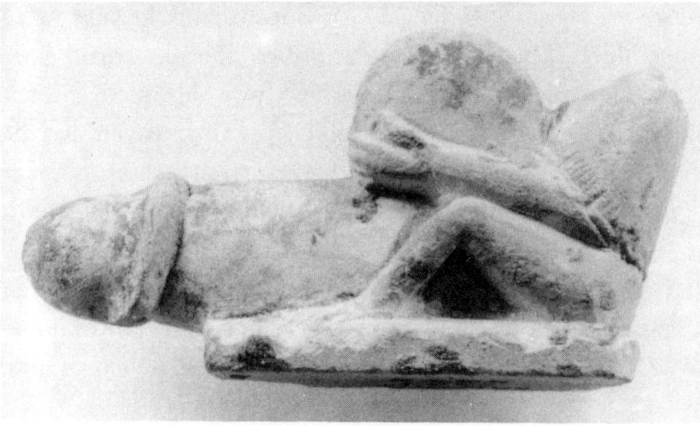

Kalkstein-Figur aus Saqqara. (Photo: Egypt Exploration Society)

Hölzerner Votiv-Phallus aus Deir el-Bahri. (Photo: British Museum London)

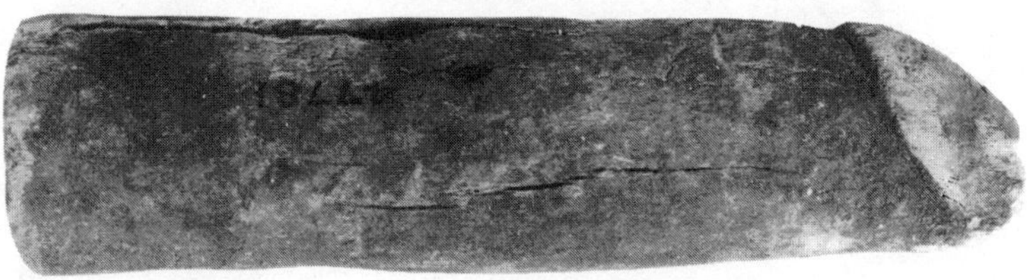

mor» – hergestellten Tiegeln für Augenschminke sind Affen abgebildet. Ein anderer Salbenlöffel hat die Form eines schwimmenden Mädchens, das eine Ente hält; diese enthielt in ihrem hohlen Körper die Salbe. Auf einer Fayenceschale sind fast alle erotischen Symbole vereint: eine schöne Lautenspielerin kauert auf einem Kissen, während ein Äffchen mit ihrem Hüftgürtel spielt. Sie ist mit dem Bes-Zeichen ihres Berufs auf dem Oberschenkel tätowiert, auf der schweren Perücke trägt sie einen Salbenkegel und eine Lotusblume. Weitere Blumen hängen von ihren Ellenbogen, und ihre Laute wiederum ist mit einem Entenkopf geschmückt.

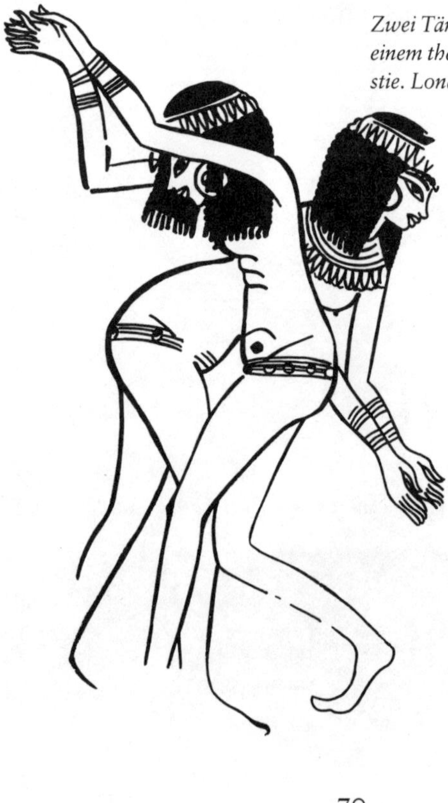

Zwei Tänzerinnen. Wandmalerei aus einem thebanischen Grab, 18. Dynastie. London, British Museum 37984.

Möglich, daß die Ägypter allerlei Gegenstände brauchten, um die erotischen Freuden zu steigern. Diese gehörten zu einer ganz anderen Kategorie als die symbolischen Objekte, mit denen man diskret andeutete, worauf man Lust hatte. In manchen alten Kulturen war der Gebrauch künstlicher Phalli nicht unbekannt. Auch die Ägypter stellten solche Gegenstände her, wobei nichts darauf hindeutet, daß sie etwas anderes als Votivgaben waren. Andererseits wird auf dem erotischen «Cartoon» im Schlußteil dieses Buches offensichtlich, daß da jemand auf den Gebrauch eines künstlichen Stimulus gekommen ist: das Mädchen, das sich die Lippen

Dekoration einer Fayence-Schale, Neues Reich. Leiden, Museum von Oudheden AD 14 / H 118 / E XLII.3.

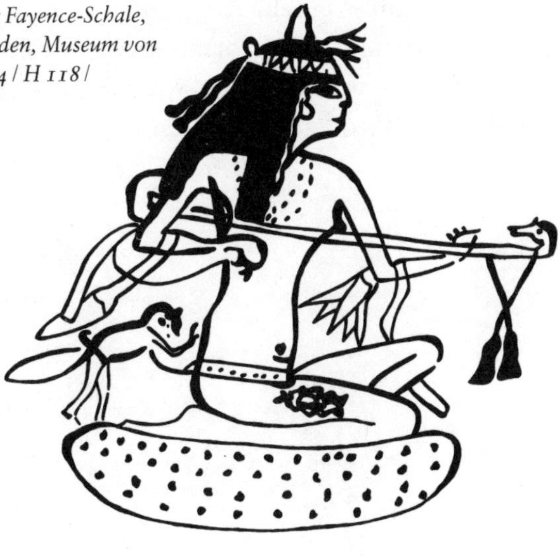

schminkt, hat sich auf den spitz zulaufenden Teil einer umgestülpten Vase gesetzt. Ihr Partner zeigt mit dem Finger auf ihren Geschlechtsteil. Die Szene spricht für sich.

Auch Musikinstrumente kommen in einem erotischen Kontext vor: besonders bei Figurinen aus der griechisch-römischen Zeit kann der Phallus Teil des Instruments werden, oder dann braucht man ihn, um die Musik hervorzubringen. Zur Zeit der Pharaonen waren Orchester bei Banketten *de rigueur*, wobei die unterschwellige Bedeutung dieser Festmähler hier bereits erwähnt worden ist. Selten fehlen Laute und Lyra in den intimen Augenblicken. Liebe und Musik gehörten immer zusammen.

Ein wichtiger Gegenstand im Grab waren Statuetten von Konkubinen: Puppen aus Holz, Fayence oder zuweilen Ebenholz, manchmal ohne Füße, aber mit allen Merkmalen der weiblichen Anatomie, die mit Farbe oder Tätowierung noch hervorgehoben wurden. Einige dieser Figurinen liegen auf einem Bett. Auf magische Art wurden sie im Grab lebendig, erregten und stärkten die Potenz des Grabbesitzers, brachten ihm Lust und – was besonders wichtig war – sicherten seine wunderbare Wiedergeburt im Jenseits.

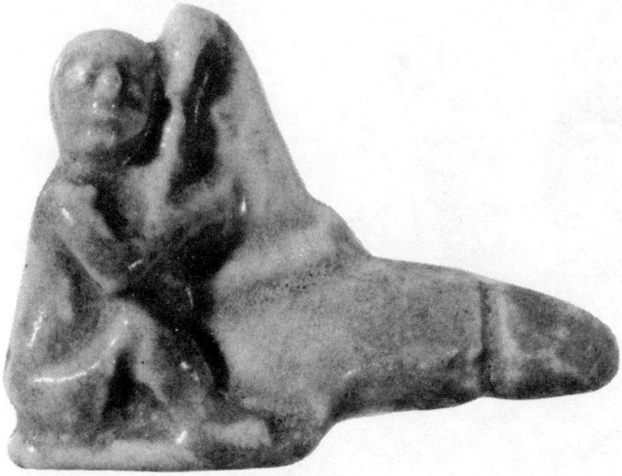

Figürchen aus Fayence. London, British Museum M39.
(Photo: British Museum).

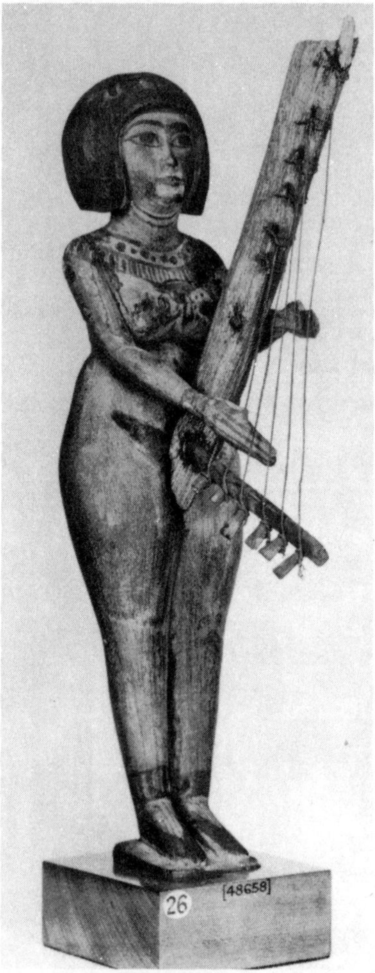

Weibliche Figur mit Harfe. Hölzerne Statuette, 19. Dynastie. London, British Museum 48658. (Photo: British Museum)

Elfenbeinerne Statuette. Cambridge, Fitzwilliam Museum E.16.1899. (Photo: Fitzwilliam Museum)

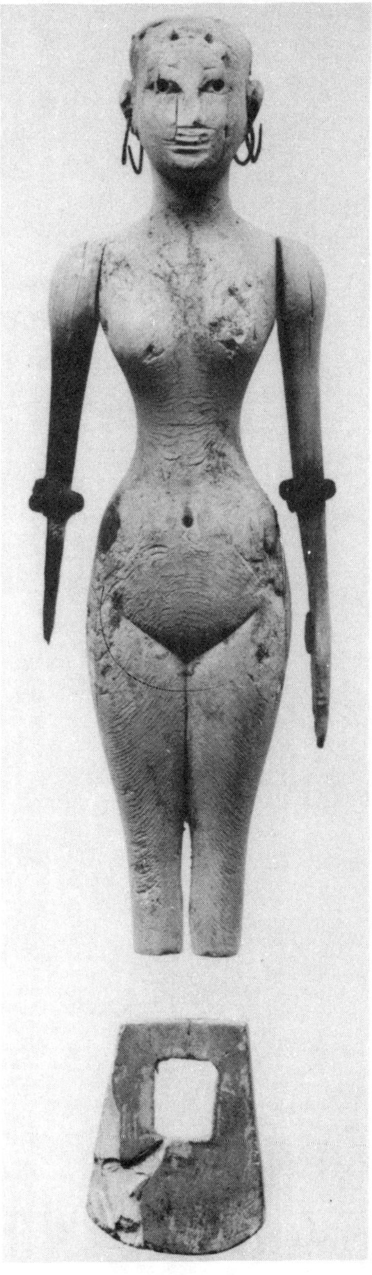

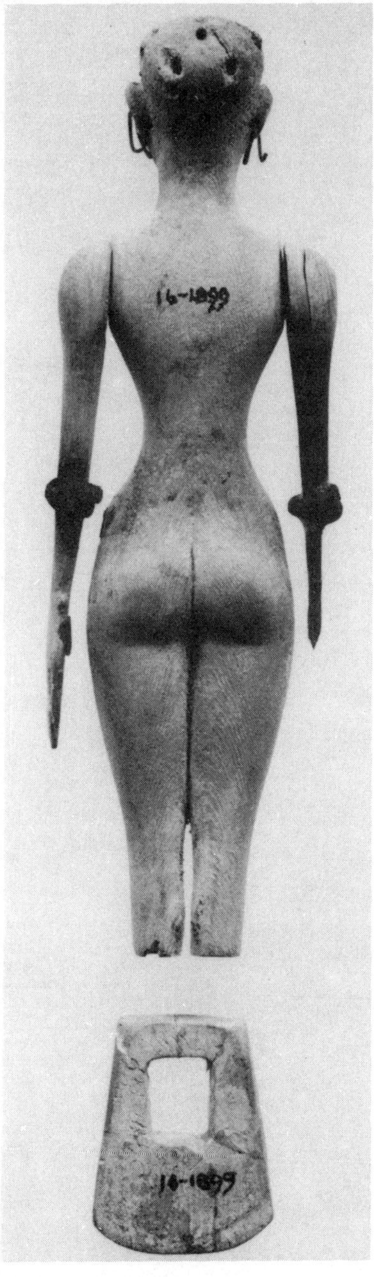
16-1899
16-1899

Erotische Texte

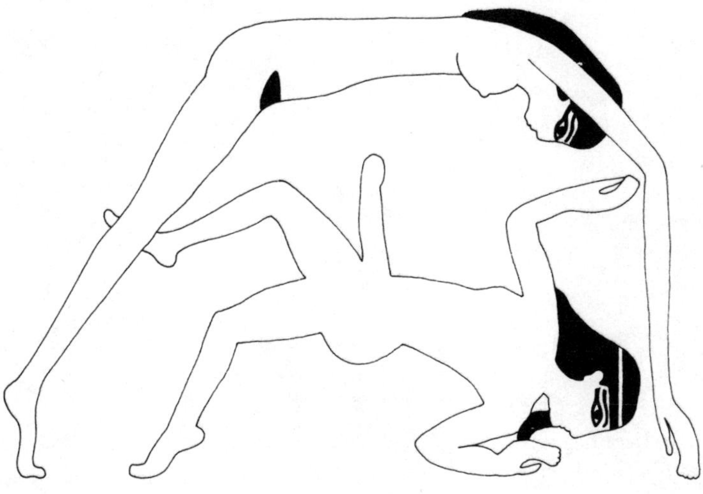

S. 77: Der Erdgott Geb und die Himmelsgöttin Nut. Aus einem Papyrus der 21. Dynastie. London, British Museum 10008.

Mythologische Erzählungen

Am Anfang war der sich selbst erschaffende Sonnengott. Durch Masturbieren schuf er zwei weitere Gottheiten: Schu, die Luft, und Tefnut, die Feuchtigkeit. Diese zwei wiederum vereinigten sich und brachten Geb, die Erde, und Nut, den Himmel, hervor. Darauf wölbte Nut ihren Körper über Geb, und so zeugten sie Osiris, Isis, Seth und Nephthys. Zusammen mit Horus, dem Sohn von Isis und Osiris, waren es neun Gottheiten, die sogenannte Neunheit. Weitere Gottheiten kamen hinzu, und damit war die Bühne bereit für das Spiel, in dem die sehr menschlichen Eigenschaften der Götter Regie führten.

Ein Hauptthema war der Streit zwischen Horus und Seth um die Nachfolge Osiris': ein höchst kniffliges rechtliches Problem, war doch Horus sein Sohn und Seth sein Bruder. Beide versuchen die Oberhand mit mehr oder weniger legitimen Mitteln zu gewinnen, doch zwischen den Scharmützeln findet Seth immer wieder Zeit für Abenteuer. Vor allem Isis ist das Objekt seiner Begierden, sie aber will nichts von ihm wissen. Auf verschiedenen Papyri sind folgende Texte überliefert:

Episoden aus dem Leben der Neunheit

Einen großen Teil seiner Zeit verbringt der Sonnengott damit, Partei zu ergreifen und zwischen den Kontrahenten zu richten. Hin und wieder jedoch hat er auch entspannte Momente:

> Der große Gott verbrachte einen vollen Tag auf dem Rücken liegend in seiner Halle, tief getroffen und ganz allein. Nach einer langen Weile kam Hathor, die Herrin der südlichen Sykomore, trat vor ihren Vater, den Allherrn, und entblößte sich vor ihm. Da mußte der große Gott über sie lachen (und war versöhnt)[28].

In der Zwischenzeit versucht Seth, sich an Isis heranzumachen:

> Da sah Seth auf und erblickte sie dort, wie sie von weitem herankam. Sie aber sprach mit ihrer Zauberkraft einen magischen Spruch und verwandelte sich in ein junges

Statuette aus Kalkstein (?). London, British Museum.
(Photo: British Museum)

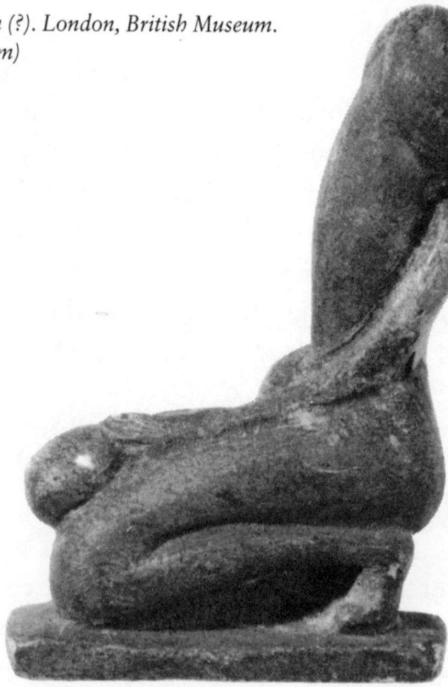

Mädchen von schönem Leibe, wie es deren gleiche im ganzen Land nicht gab. Da wurde er [Seth] ganz krank vor Liebe zu ihr.
Seth stand auf vom Essen mit der großen Neunheit und ging los, um ihr zu begegnen. Niemand aber hatte sie gesehen außer ihm. Er trat hinter eine Sykomore, rief sie an und sagte zu ihr: «Ich möchte hier mit dir zusammen leben, schönes Kind!» Und sie antwortete ihm: «Ja gern, mein hoher Herr. Was mich anlangt, ich war verheiratet mit einem Hirten und habe ihm einen Sohn geboren. Mein Mann starb, und der Junge zog hinter dem Vieh seines Vaters her. Schon kam ein Fremder, setzte sich in meinen Stall und sprach zu meinem Sohne folgendermaßen: ‹Ich werde dich prügeln, werde das Vieh deines Vaters wegnehmen und dich hinauswerfen.› So sagte er zu ihm. Ich möchte dich nun bewegen, für ihn zu streiten.»
Da sprach Seth zu ihr: «Soll man das Vieh dem Fremden geben, während der Sohn des Ehemannes danebensteht?»
Drauf verwandelte sich Isis in eine Weihe, flog auf und rief, während sie sich auf den Wipfel eines Baumes niederließ, dem Seth zu: «Schäm dich! Dein eigner Mund hat es gesprochen, deine eigene Klugheit hat dich gerichtet. Was willst du mehr?»[29].

Isis bezieht sich hier auf die Frage der Osiris-Nachfolge. Offensichtlich hat sie die ganze Szenerie geplant und mit ihrer Weiblichkeit Seth in die Falle gelockt.
Bei anderer Gelegenheit setzt dann Seth seine Verwandlungskünste ein:

Als Seth Isis an diesem Ort erblickte, verwandelte er sich in einen Stier, um hinter ihr her zu laufen. Sie aber machte sich unkenntlich in (der Gestalt) einer Hündin mit einem Messer am Ende des Schwanzes. Sie lief vor ihm her, und

er konnte sie nicht einholen. Da ejakulierte er auf die Erde. Darauf sprach diese Göttin: «Abscheulich ist es, daß du (deinen Samen) ergossen hast, du Stier.»
Sein Same aber begann, auf diesem Berg als Kraut zu sprießen und wurde zu (dem Kraut, das man) *beded-kau* (nennt)[30].

Anat ist eine ausländische Göttin und eine Art Amazone. Von der Neunheit adoptiert, nennt sie den Sonnengott «Vater», ist aber auch seine Frau. Bald erliegt Seth ihrer kraftvollen Schönheit:

Die Göttin Anat vergnügte sich im Flusse Chap und badete im Flusse Hemket. Nun ging der Sonnengott spazieren [und erblickte Seth, wie er] ihren Rücken [bestieg?], indem er sie besprang wie ein Widder. [Da floß etwas von dem Samen] auf seine Stirn, in die Nähe seiner Brauen und Augen. [Krank] legte er sich in seinem Haus auf sein Bett nieder. Darauf kam die siegreiche Anat, eine Frau wie ein Krieger handelnd, als Mann gekleidet und gegürtet als Frau, zu ihrem Vater Re. Er sprach zu ihr: «Was hast du, Anat, du Siegreiche, du Frau wie ein Krieger, als Mann gekleidet und gegürtet als Frau? Ich bin des Abends nach Hause gekommen und weiß, daß du gekommen bist, um Seth vom Samen zu befreien. Ist es nicht eine kindische Bestrafung für jemanden, der die Frau des Sonnengottes war, daß Seth mit ihr so feurig kopuliert und sie mit einem Meißel öffnet?»[31]

Irgendwann hat der Sonnengott dann genug von den Querelen zwischen Horus und Seth, und er bittet die beiden schlicht und einfach wegzugehen. Seth hat sehr genaue Vorstellungen, wie er die Zeit mit Horus verbringen will:

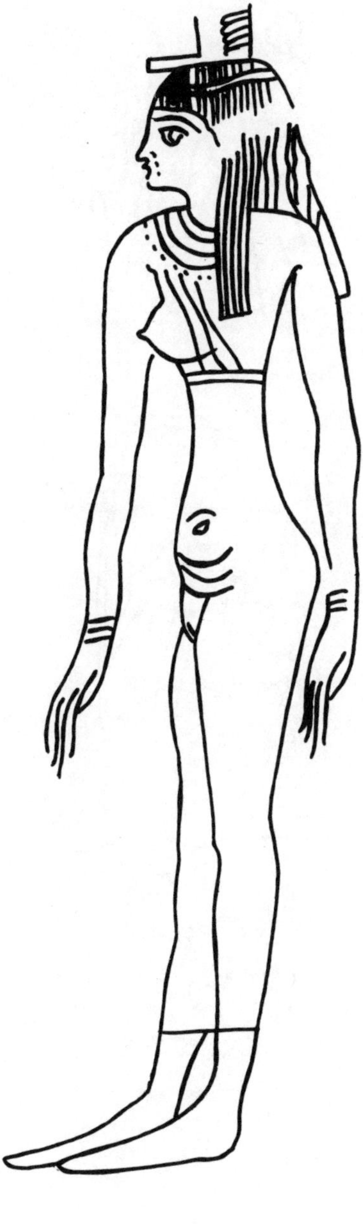

Isis, auf Leinen gemalt.
Lyon, Musée Historique de
Tissus 55276 LA.

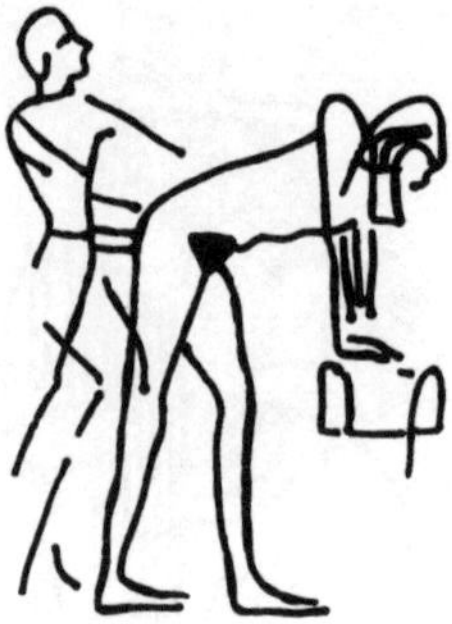

Graffito in einem Grab in Deir el-Bahri, Neues Reich.

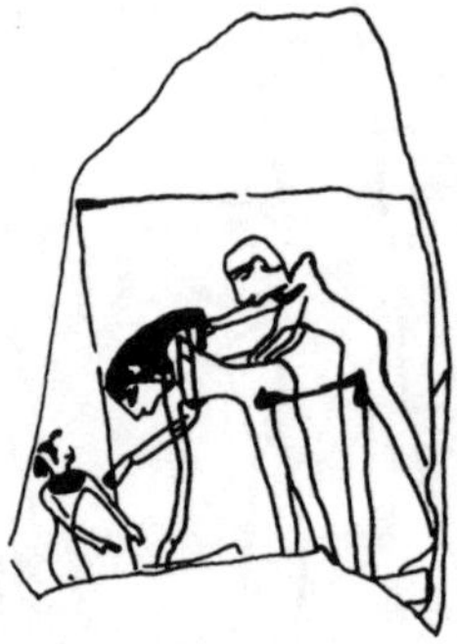

Ostrakon. Privatsammlung. (Photo: Keimer)

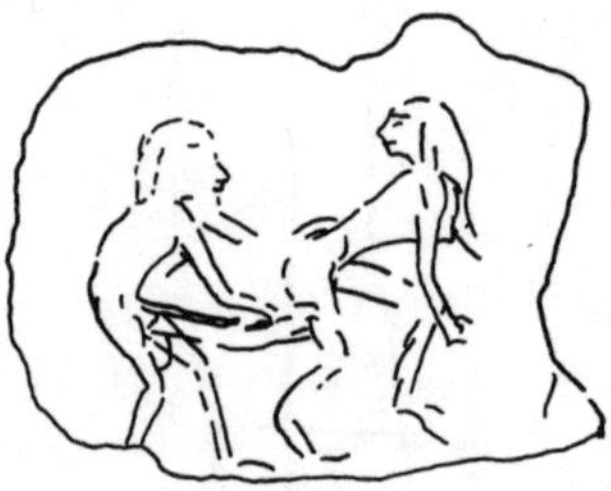

Ostrakon. Privatsammlung. (Photo: Keimer)

Seth sprach nun zu Horus: «Komm! Wir wollen uns einen guten Tag machen in meinem Hause.»
Horus sprach zu ihm: «Gewiß, gern.»
Darauf aber zur Zeit des Abends breitete man ihnen (das Lager) und sie legten sich nieder, die beiden. Aber in der Nacht ließ Seth sein Glied erigieren und ließ es eintreten zwischen die Schenkel des Horus. Horus aber tat seine beiden Hände zwischen seine Schenkel und fing den Samen des Seth auf.
Horus ging nun, um seiner Mutter Isis zu sagen: «Zu Hilfe, Isis, meine Mutter! Komm und sieh, was Seth mir angetan hat!» Er öffnete seine Hand. Er ließ sie den Samen des Seth sehen. Sie schrie laut. Sie nahm ihr Erz. Sie schnitt seine Hand ab. Sie warf sie ins Wasser. Sie verschaffte ihm eine Hand von (gleichem) Wert.
Sie holte nun etwas süße Salbe und tat sie auf das Glied des Horus. Sie ließ es erigieren, nachdem sie es in ein Gefäß getan hatte, und er ließ seinen Samen dahineinlaufen.
Isis ging nun mit dem Samen des Horus zur Zeit des Morgens zu dem Garten des Seth und sprach zu dem Gärtner des Seth: «Welches von den Kräutern ist das, welches Seth hier bei dir ißt?»
Da sagte ihr der Gärtner: «Er ißt hier bei mir keinerlei Kraut außer Lattich.» Und Isis tat den Samen des Horus darauf.
Da kam Seth nach seiner täglichen Art und aß die Lattichpflanzen, die er immer aß. Da ward er sogleich schwanger von dem Samen des Horus.
Darauf ging Seth, um zu Horus zu sagen: «Komm! Wir wollen eilen, damit ich mich mit dir vor Gericht auseinandersetzen kann.»
Horus sagte zu ihm: «Gewiß, gern.»
Sie gingen nun zum Gericht, die beiden, und traten vor die große Neunheit. Man sagte zu ihnen: «Sprecht für euch!»
Seth sagte: «Laßt mir das Fürstenamt gegeben werden!

Denn was Horus anlangt, den nämlichen, der hier steht, so habe ich das Werk eines Mannes an ihm getan.»

Die Neunheit erhob nun ein lautes Geschrei, und sie spieen in das Gesicht des Horus. Horus aber lachte sie aus.

Horus tat nun einen Eid zu Gott und sprach: «Falsch ist alles, was Seth gesagt hat. Laßt den Samen des Seth gerufen werden! Wir wollen sehen, von wo er antwortet. Und es werde auch der meinige gerufen! Wir wollen sehen, woher er antwortet.»

Thoth, der Herr der Gottesworte, der Schreiber der Wahrheit der Neunheit, legte nun seine Hand auf den Arm des Horus und sprach: «Komm hervor, Same des Seth!» Und er (der Same) antwortete ihm aus dem Wasser in dem Teiche.

Thoth legte nun seine Hand auf den Arm des Seth und sprach: «Komm hervor, Same des Horus!»

Er (der Same) sagte zu ihm: «Wo soll ich herauskommen?»

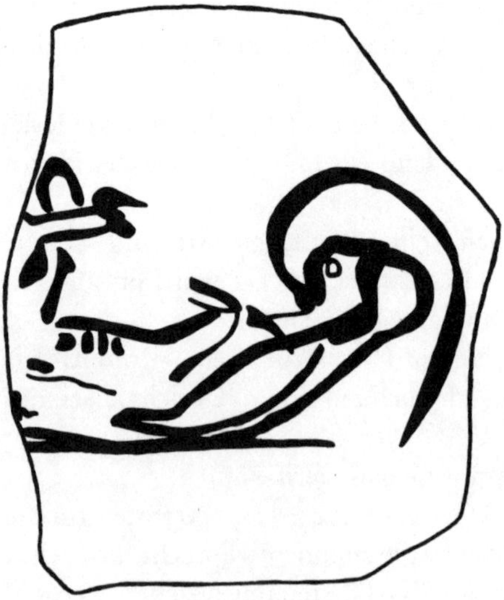

Ostrakon aus Deir el-Medina, Neues Reich. Kairo, IFAO 3962.

Thoth sprach zu ihm: «Komm aus seinem Ohr heraus!»
Da sagte er ihm: «Soll ich zu seinem Ohr herauskommen, da ich doch ein göttlicher Ausfluß bin?»
Thoth sprach zu ihm: «Komm aus seinem Scheitel hervor!»
Er kam nun hervor als eine goldene Scheibe aus dem Haupte des Seth.
Seth ergrimmte sehr, und er streckte seine Hand aus, um die goldene Scheibe zu packen. Thoth aber nahm sie ihm fort und setzte sie als Schmuck auf seinen eigenen Kopf.
Die Neunheit aber sprach: «Recht hat Horus. Unrecht hat Seth.»
Da ergrimmte Seth sehr und stieß einen lauten Schrei aus, als sie sagten: «Recht hat Horus. Unrecht hat Seth.»
Darauf tat Seth einen großen Eid zu Gott mit den Worten: «Man soll ihm das Amt nicht geben, bis er hinausgelassen worden ist zusammen mit mir[32].»

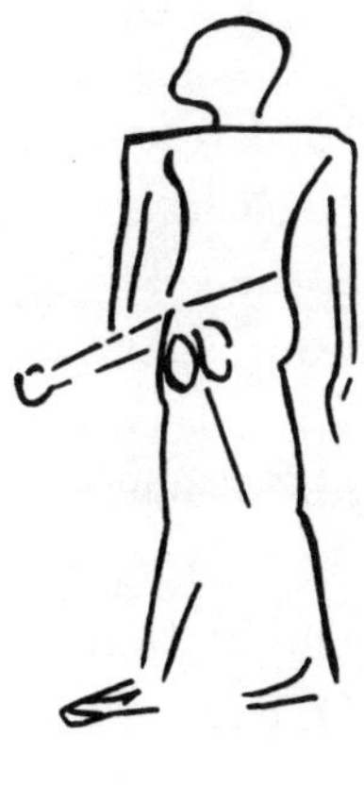

Graffito in einem Grab in Deir el-Bahri, Neues Reich.

Horus und Seth streiten mit Hilfe neuer Tricks weiter. Schließlich wird das Problem so gelöst, daß man an Osiris im Totenreich einen Brief schickt, damit er das Urteil fälle. So erbt schließlich Horus den Thron.

Zur Szene, in der Seth Horus vergewaltigt, gibt es noch eine andere Fassung. Seth nähert sich Horus in eindeutig aggressiver Absicht, ist aber für das damit verbundene Vergnügen nicht unempfänglich:

> Seth sprach zu Horus: «Wie schön sind deine Hinterbacken!» Horus sagte: «Warte, daß ich es ... sage.» Horus sagte zu seiner Mutter Isis: «Seth will mich kennen.» Da sprach sie zu ihm: «Gib acht, gehe deswegen nicht in seine Nähe. Wenn er ein zweites Mal davon spricht, so sage ihm: ‹Es ist zu schwierig für mich wegen meiner Gestalt, weil du schwerer bist als ich. Meine Stärke ist nicht wie deine.› So sollst du sprechen. Wenn er dir dann aber Kraft gegeben haben wird, so sollst du deine Finger zwischen deine Hinterbacken legen ... Er wird es sehr angenehm finden ... Den Samen, der aus seinem Phallus hervorgekommen ist, darf die Sonne nicht sehen[33].»

Wie Isis Horus empfing

Für Horus' Erschaffung gibt es verschiedene Erklärungen: Nach der einen theologischen Schule erschuf ihn der Sonnengott als Teil der Neunheit, gemäß einer anderen Tradition jedoch empfing ihn Isis, als Osiris, sein Vater, schon tot war. Wie – das zeigen Darstellungen, auf denen Isis in Vogelgestalt über dem mumifizierten Osiris schwebt. Das Bild erleichtert die Interpretation der Texte, die eben diesen Akt beschreiben. Eine Stele aus den Jahren um 1400 v. Chr., aufbewahrt im Louvre, enthält eine Hymne mit der folgenden Passage:

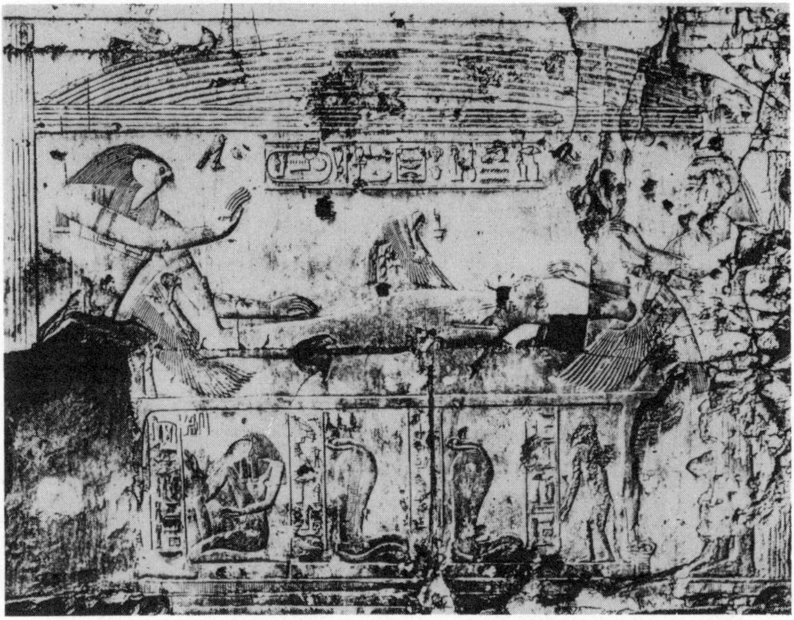

Isis empfängt in der Gestalt eines Raubvogels den Sohn Horus von ihrem toten Gemahl Osiris. Relief im Tempel Sethos' I. in Abydos, 19. Dynastie.

Isis, die Mächtige, die Schützerin ihres Bruders,
die ihn suchte, ohne zu ermüden,
die dieses Land durchlief in Trauer
und nicht ruhte, bis sie ihn gefunden hatte;
die Schatten spendet mit ihren Federn
und Lufthauch schuf mit ihren Flügeln;
die das Geschrei anstimmte, das Klageweib ihres Bruders,
die die Tänzer aufbot für den Müdherzigen;
die seinen Samen aufnahm und den Erben schuf,
die das Kind säugte in der Einsamkeit, man weiß nicht wo...[34]

Etwa tausend Jahre später heißt es darüber:

> Ich bin deine Schwester Isis. Es gibt keinen Gott, der das getan hat, was ich getan habe, noch eine Göttin. Ich habe die Rolle des Mannes übernommen, obwohl ich eine Frau bin, um deinen Namen auf Erden lebendig zu erhalten. Als dein göttlicher Same in meinem Leib war, gab ich ihn auf die Erde ...[35]

Die göttliche Empfängnis der Königin Hatschepsut

Es war sehr wichtig, daß ein ägyptischer König beweisen konnte, ein Anrecht auf den Thron zu haben. Bestand auch nur ein leiser Zweifel, mußte laut und deutlich proklamiert werden, daß hier eben ganz besondere Umstände im Spiel waren. So hieß es entweder, der Gott sei dem jungen Prinzen im Traum erschienen oder die Statue des Gottes habe im Tempel auf ihn gezeigt. Oder vielleicht war der Gott gar der Vater des Prinzen. Königin Hatschepsut, die von 1503 bis 1482 v. Chr. über Ägypten herrschte, brauchte letztere Erklärung, die später im gleichen Jahrhundert Amenophis III.

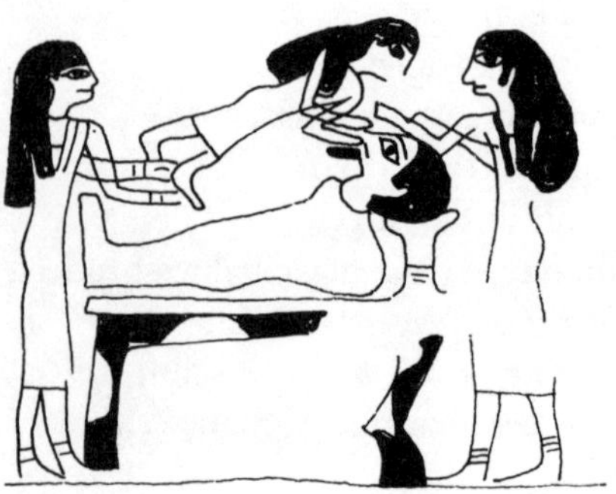

Die Szene, die dem Bereich der Begräbnisrituale angehören dürfte, steht wohl assoziativ in Zusammenhang mit dem Thema der vorangehenden Abbildung. Der auf der Bahre liegende Verstorbene soll so, in der Rolle des Gottes Osiris, seine Lebenskraft zurückerhalten. Detail vom Sarg Henuis aus Gebelein, 13. Dynastie. Ost-Berlin, Ägyptisches Museum 13772.

fast wörtlich übernahm. Eingraviert ist der Text auf einer Wand von Hatschepsuts Tempel in Deir el-Bahri in Oberägypten. Der Gott Amun tut der Neunheit kund, daß er einen neuen Herrscher über Ägypten zu zeugen gedenke. Thot, Herr der göttlichen Worte, läßt ihn wissen, daß im Palast die schöne Königin Amosis wohnt. Amun ist gleich Feuer und Flamme, hat aber ein Problem: wie in das Schlafgemach der Schönen gelangen? Die Lösung ist recht einfach: Der Gott verwandelt sich in Thutmosis I., den Ehemann der Königin.

> Sie fanden sie, wie sie ruhte im Innersten ihres Palastes. Sie erwachte wegen des Gottesduftes, sie lachte Seiner Majestät entgegen. Er ging sogleich zu ihr, er entbrannte in Liebe zu ihr; er gab sein Herz zu ihr hin, er ließ sie ihn sehen in seiner Gottesgestalt, nachdem er vor sie gekommen war, so daß sie jubelte beim Anblick seiner Vollkommenheit; seine Liebe, sie ging ein in ihren Leib. Der Palast war überflutet mit Gottesduft, und alle seine Wohlgerüche waren (solche) aus Punt (das Land des Weihrauchs). Es tat aber dieser Gott alles, was er wollte, an ihr. Sie ließ ihn über sie jubeln, sie küßte ihn. «Mein Herr, wie groß ist dein Ruhm! Herrlich ist es, dein Antlitz zu sehen, du hast meine Majestät mit deinem Glanze umfangen, dein Duft ist in allen meinen Gliedern», sagte sie, nachdem die Majestät dieses Gottes alles, was er wollte, mit ihr getan hatte. Da sprach Amun, der Herr von Karnak, zu ihr: «Hatschepsut ist der Name dieses deines Kindes, das ich in deinen Leib gelegt habe, gemäß diesem Ausspruch, der aus deinem Munde gekommen ist.»[36]

«Hatschepsut» kann man wiedergeben mit «das Allerbeste» oder ähnlichem – eine würdige Beschreibung für die Leistung des Gottes.

Geschichten über Männer

In Geschichten über Ehebruch ist es oft so, daß Frauen die Initiative ergreifen, was ihnen schließlich schlecht bekommt. Auch im wirklichen Leben galt Ehebruch als schwerwiegendes Verbrechen. Diodor schreibt:

> Wenn ein Mann eine freie Frau vergewaltigt hatte, so geboten sie, ihn zu entmannen... Wenn aber einer eine Frau durch Überredung zum Ehebruch trieb, so sollte der Mann tausend Rutenstreiche erhalten, und der Frau sollte die Nase abgeschnitten werden.[37]

Aus amtlichen Dokumenten geht hervor, daß Ehebruch in den niedrigen Gesellschaftsschichten sehr verbreitet war. Ein Fall aus der Ramessiden-Zeit zeigt, wie:

> «Paneb schändete die Städterin Tuy, (obwohl) sie die Frau des Arbeiters Qenna war. Er schändete die Städterin Hener, als sie bei Pendua war. Er schändete die Städterin Hener, als sie bei Hesisunebef war.»
> (So) sprach er, nämlich sein Sohn.
> Als er Hener schändete, schändete er auch ihre Tochter Ubechet. Auch sein Sohn Aapehti schändete Ubechet.[38]

Das Dokument gibt keine Auskunft über die Strafe für dieses unerlaubte Verhalten.

Beging eine Frau Ehebruch, so konnte ihr Ehemann sie verstoßen. Ein Ehevertrag aus ptolemäischer Zeit hat folgenden Wortlaut: «Wenn ich dich mit irgendeinem anderen Mann zusammen finde, so kann ich nicht mehr sagen, du bist meine Frau.» Die Frau jedoch konnte ihre Unschuld beteu-

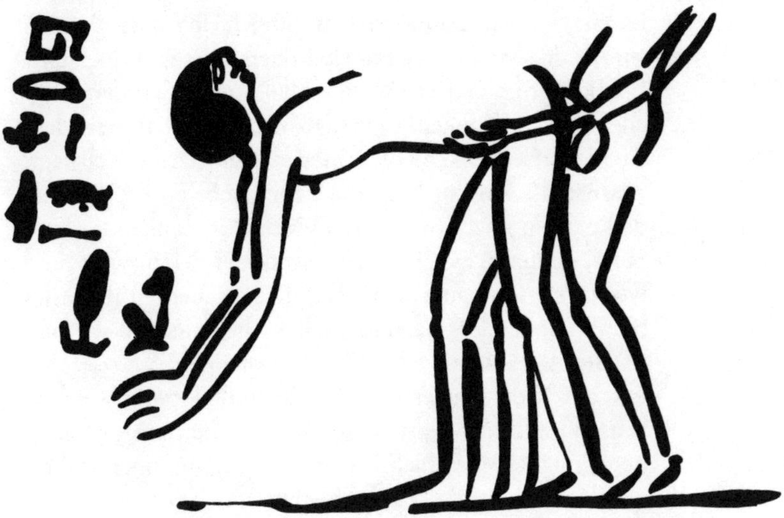

Ostrakon, Neues Reich. London, British Museum 50714.

ern: «Ich habe keinen außerehelichen Geschlechtsverkehr gehabt. Seit ich verheiratet bin, habe ich mit niemandem außer dir geschlechtlich verkehrt...»

Uba-oners Frau und der Mann aus der Stadt

Die Geschichte steht auf einer Papyrusrolle, Papyrus Westcar genannt. Sie stammt aus der Zeit um 1500 v. Chr. und befindet sich heute in Ost-Berlin. Erzählt wurde sie am Hof von König Cheops, rund tausend Jahre vor der Niederschrift des Textes:

Es gab aber eine Laube am Gartenteich Uba-oners, und so sprach der Mann zur Frau Uba-oners: «Es gibt doch eine Laube hier im Garten. Wohlan, laß uns ein Schäferstündchen dort verbringen!» Da sagte die Frau Uba-oners dem Gartenaufseher: «Laß die Laube, die am Gartenteich liegt, ausrüsten!» Und sie begab sich zur Laube und verbrachte den ganzen Tag, dort mit dem Mann zu trinken bis zum Sonnenuntergang. (Danach stand der Mann auf und wollte im Gartenteich baden.) Die Dienerin führte ihn hinab, aber der Gartenaufseher (beobachtete es und dachte: Dies werde ich) Uba-oner (melden).

Als die Erde wieder hell wurde und der nächste Tag begann, eilte der Gartenaufseher zu Uba-oner und meldete ihm diese Geschichte. Darauf sagte Uba-oner zu ihm: «Hole mir meine (Zauberbücher und -geräte in dem Kasten) aus Ebenholz und Gold. Ich forme einen (Rächer) und schicke ihn als meinen Boten zu ihm.» Dann formte er ein Krokodil aus Wachs von sieben Fingern Länge und las über ihm einen Zauberspruch: «Wenn er kommen wird, um in meinem See zu baden, (dann sollst du ihn mir packen, den Mann!)» Dann gab er es dem Aufseher und sagte zu ihm: «Wenn der Mann in den Teich gestiegen ist, wie er es täglich zu tun pflegt, dann wirf das Krokodil hinter ihm her!» Der Aufseher machte sich eilends auf und nahm das Krokodil aus Wachs mit sich.

Wieder ließ die Frau Uba-oners dem Gartenaufseher sagen: «Laß die Laube, die am Gartenteich liegt, ausrüsten, denn sieh, ich komme, um mich darin zu verweilen.» Die Laube wurde mit allerlei guten Dingen ausgerüstet, und die beiden – die Frau und die Dienerin – machten sich auf und feierten einen schönen Tag mit dem Mann.

Als es Abend geworden war, kam der Mann (zum Teich), wie er es täglich zu tun pflegte. Da warf der Aufseher das Krokodil aus Wachs hinter ihm her ins Wasser. Dieses verwandelte sich in ein Krokodil von sieben Ellen Länge,

und es packte den Mann. Indessen blieb Uba-oner sieben Tage lang bei der Majestät des Königs Nebka, während der Mann in der Tiefe des Teiches war, ohne zu atmen. Als die sieben Tage um waren, schickte sich König Nebka an (in seinen Palast zurückzukehren), und der Oberste Vorlesepriester Uba-oner trat vor. Dann sprach (er zu ihm: «Mit Vergunst, darf ich) etwas sagen? Möge Deine Majestät kommen und sich das Wunder ansehen, das zur Zeit Deiner Majestät geschah.» (Der König ging mit zum Teich) Uba-oners, und dieser rief das Krokodil mit den Worten: «Bring den Mann herauf!» (Das Krokodil kam heraus aus dem Wasser und brachte den Mann herauf.) Darauf sagte der Oberste Vorlesepriester: «Pack ihn wieder!» (Da schleppte) es ihn wieder fort. Dann ließ (Uba-oner den Mann von neuem bringen und) ihn (vor Seine Majestät legen). Da sagte die Majestät des Königs Nebka: «Wahrlich, dies Krokodil ist schauderhaft!» Aber Uba-oner bückte sich, nahm es, und es war in seiner Hand nur wieder ein Krokodil aus Wachs.
Dann erzählte der Oberste Vorlesepriester Uba-oner der Majestät des Königs Nebka, was der Mann mit seiner Frau in seinem Hause getan hatte. Da sagte Seine Majestät zum Krokodil: «Hol dir das Deine!» Das Krokodil tauchte in die Tiefe des Teiches, und man hat niemals erfahren, wohin es mit ihm gegangen ist. Dann ließ König Nebka die Frau Uba-oners zum Schindanger im Norden der Residenz schaffen, ließ Feuer an sie legen (und ihre Asche) in den Fluß werfen.[39]

Bata und seine Schwägerin

In dieser Geschichte geht es darum, wie die Frau eines Mannes namens Anubis dessen jüngeren Bruder Bata verführen will. Das ist eine von zwei Geschichten, die in alter Zeit zusammengefügt wurden und als das «Märchen von den zwei Brüdern» oder kurz «Brüdermärchen» bekannt sind. Die Episode gleicht eindeutig der biblischen Geschichte von der Frau des Potiphar:

> Es waren einmal zwei Brüder, sagt man, von ein und derselben Mutter und von ein und demselben Vater. Anubis war der Name des älteren, Bata der Name des jüngeren. Anubis, er besaß ein Haus und besaß eine Frau, während sein jüngerer Bruder bei ihm so lebte wie ein Sohn. Er (der jüngere) war es, der für ihn Kleider machte, der hinter seinem Vieh auf die Weide ging, und er war es auch, der pflügte und der für ihn erntete, kurz, er war es, der für ihn alle Feldarbeit verrichtete.
>
> Sein jüngerer Bruder war ein kräftiger Jüngling. Es gab nicht seinesgleichen im ganzen Lande: die Kraft eines Gottes war in ihm.
>
> Und viele Tage danach hütete sein jüngerer Bruder so wie alle Tage sein Vieh; jeden Abend kehrte er nach Hause zurück, beladen mit allerlei Kraut vom Felde, mit Milch, mit Holz und mit lauter schönen Sachen vom Felde. Er legte sie seinem älteren Bruder vor, der mit seiner Frau dasaß. Dann trank er und aß und ging hinaus, um in seinem Stall inmitten seiner Tiere zu schlafen.
>
> Und wenn die Erde wieder hell wurde und der nächste Tag kam, (bereitete er) gekochte Speisen zu und legte sie seinem älteren Bruder vor. Dieser gab ihm Essen aufs Feld mit, und er (Bata) holte seine Rinder heraus, um sie auf dem Felde fressen zu lassen. Während er so hinter seinen Rindern herging, sagten sie ihm: «An dem und dem Platz ist das Kraut gut.» Er hörte alles, was sie sagten, und führte sie zu der guten Krautstelle, die sie sich wünschten. So gediehen die Rinder, die er hütete, überaus gut und kalbten vielmal so oft.

Zur Zeit des Pflügens sagte ihm einmal sein älterer Bruder: «Laß uns ein Joch Rinder einschirren zum Pflügen. Denn der Acker ist herausgekommen (aus dem Überschwemmungswasser), und er ist recht zum Pflügen. Komm dann aufs Feld mit Saatgut, denn wir wollen morgen früh tüchtig pflügen.» So sagte er ihm.
Sein jüngerer Bruder tat all das, von dem ihm sein älterer Bruder gesagt hatte: «Tue es!»
Und als die Erde wieder hell wurde und der nächste Tag kam, gingen sie mit ihrem Saatgut aufs Feld und machten sich tüchtig ans Pflügen. Sie waren überaus froh bei ihrer Arbeit, der ersten Frühjahrsbestellung.
Und viele Tage danach, als sie auf dem Felde waren und Saatgut brauchten, schickte er (der ältere Bruder) seinen jüngeren Bruder und sagte: «Lauf und hol uns Saat aus dem Dorf.»
Sein jüngerer Bruder fand die Frau seines älteren Bruders, wie sie dasaß und frisiert wurde. Er sagte zu ihr: «Steh auf, damit du mir Saat gibst und ich schnell wieder aufs Feld komme, denn mein älterer Bruder wartet auf mich. Säume nicht!» Sie antwortete ihm: «Geh, öffne den Speicher und hol dir, was du willst. Mach nicht, daß mein Haar halb gemacht bleibt.»

Ostrakon aus Deir el-Medina, Neues Reich. Privatsammlung.

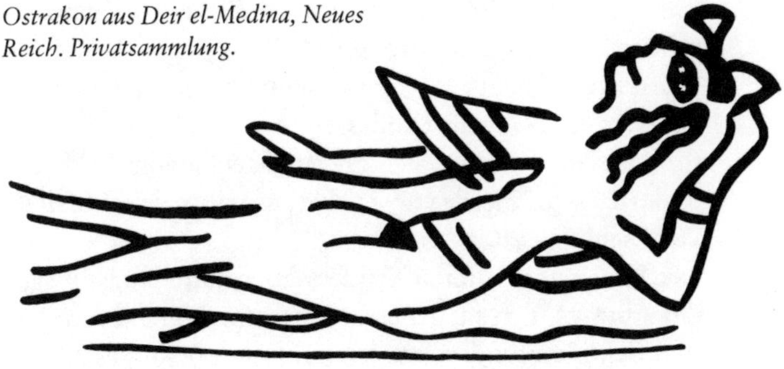

Der junge Mann ging darauf in seinen Stall und holte einen großen Krug heraus, da er viel Saat mitnehmen wollte. Er lud sich Gerste und Emmer auf und ging damit hinaus.

Da sagte sie zu ihm: «Wieviel wiegt das, was du auf deiner Schulter trägst?» Er antwortete ihr: «Drei Zentner Emmer und zwei Zentner Gerste, macht zusammen fünf, was auf meiner Schulter ist.» So sagte er zu ihr.

Da begann sie ein Gespräch mit ihm und sagte: «In dir ist viel Kraft. Ja, ich sehe täglich deine Manneskraft», und sie wünschte ihn als Mann kennenzulernen. Sie stand also auf, griff nach ihm und sagte zu ihm: «Komm, laß uns ein Schäferstündchen halten und beisammen schlafen. Das soll sich dir lohnen. Ich werde dir schöne Kleider dafür machen.»

Der junge Mann wurde wie ein oberägyptischer Panther, wenn er in Wut gerät, wegen des gemeinen Antrags, den sie ihm gemacht hatte, und sie fürchtete sich gar sehr. Dann sprach er zu ihr also: «Sieh, du bist für mich wie eine Mutter. Dein Mann ist für mich wie ein Vater. Er, der älter ist als ich, er hat mich aufgezogen. Was soll diese große Abscheulichkeit, die du zu mir gesagt hast! Sag sie mir nicht noch einmal! Ich will es keinem weitersagen. Ich werde es nicht aus meinem Mund herauslassen zu irgendeinem Menschen.» Er lud seine Last auf und ging aufs Feld. Er langte bei seinem älteren Bruder an, und sie arbeiteten tüchtig an ihrer Arbeit.

Später zur Abendzeit kehrte sein älterer Bruder nach Hause zurück; währenddessen besorgte sein jüngerer Bruder sein Vieh, lud sich allerlei Sachen vom Felde auf und trieb seine Herde vor sich her, um sie in ihrem Stall im Dorf schlafen zu lassen.

Die Frau seines älteren Bruders aber hatte Angst wegen des Antrags, den sie gemacht hatte. Sie holte darum Fett und Schmiere und verstellte sich, als ob sie geschlagen

worden sei, um ihrem Mann sagen zu können: «Das war dein jüngerer Bruder, der mich geschlagen hat.»
Als ihr Mann am Abend wie alle Tage zurückkehrte, da fand er, als er nach Hause kam, seine Frau, wie sie dalag und sich krank stellte. Sie goß ihm kein Wasser auf die Hände, wie er es gewohnt war. Sie hatte auch kein Licht für ihn angezündet. Sondern sein Haus lag in Finsternis, und sie lag da und erbrach. Ihr Mann sagte zu ihr: «Wer hat mit dir gesprochen?» Sie antwortete ihm: «Niemand hat mit mir gesprochen außer deinem jüngeren Bruder. Als er kam, um für dich Saat zu holen, und er mich allein sitzen fand, sagte er zu mir: ‹Komm, laß uns ein Schäferstündchen halten und beisammen schlafen. Mache deine Frisur zurecht!› So sagte er zu mir. Ich aber hörte nicht auf ihn. ‹Bin ich nicht deine Mutter? Ist dein älterer Bruder zu dir nicht wie ein Vater?› sagte ich zu ihm. Da bekam er Angst, er schlug mich, damit ich es dir nicht melde. Wenn du ihn aber am Leben läßt, werde ich von selbst sterben. Sieh, wenn er kommt, höre ihn erst gar nicht an. Denn wenn ich dann diese schlimme Anklage gegen ihn erhöbe, dann würde er es doch nur zu einer Verleumdung gegen mich verdrehen.»
Da wurde sein älterer Bruder (wütend) wie ein oberägyptischer Panther. Er schärfte seine Lanze und nahm sie in die Hand.
Und sein älterer Bruder stellte sich hinter die Tür seines Stalles, um seinen jüngeren Bruder zu töten, wenn er am Abend heimkommen würde, um sein Vieh in den Stall zu lassen. Als die Sonne unterging, lud sich der jüngere Bruder wie jeden Tag allerlei Kräuter vom Felde auf. Er kam heim, die Leitkuh trat in den Stall und sagte zu ihrem Hirten: «Paß auf, dein älterer Bruder steht dir gegenüber mit seiner Lanze, um dich zu töten. Lauf weg vor ihm!» Er hörte, was seine Leitkuh sagte. Dann trat die andere ein, und sie sagte dasselbe. Da guckte er unter die Tür

seines Stalles, und er erblickte die Füße seines älteren Bruders, der hinter der Tür stand mit einer Lanze in der Hand. Er warf seine Last auf den Boden und machte sich auf die Flucht. Sein älterer Bruder aber rannte hinter ihm her mit seiner Lanze.

Da rief sein jüngerer Bruder Re-Harachte an mit den Worten: «Mein guter Herr. Du bist es doch, der den Schuldigen vom Unschuldigen scheidet.» Da erhörte Re alle seine Bitten, und Re ließ zwischen ihm und seinem älteren Bruder ein großes Wasser entstehen, voller Krokodile. Der eine von ihnen kam auf die eine Seite zu stehen, der andere auf die andere. Sein älterer Bruder schlug sich zweimal auf die Hand (aus Ärger darüber), daß er ihn nicht getötet hatte.

Sein jüngerer Bruder rief ihm von der anderen Seite her zu: «Bleib dort stehen, bis die Erde wieder hell wird. Sobald der Sonnengott aufgeht, werde ich mit dir vor ihm rechten. Er wird den Schuldigen dem Unschuldigen übergeben. Wahrlich, ich werde niemals mehr bei dir leben, niemals. Ich werde nicht mehr am selben Ort sein, wo du bist, sondern ich werde zum Tal der Schirmpinie gehen.»

Und als die Erde wieder hell wurde und der nächste Tag kam, ging Re-Harachte (die Sonne) auf, und sie erblickten einander. Der junge Mann wendete sich an seinen älteren Bruder mit den Worten: «Was kommst du hinter mir her, um mich zu töten nur auf Verleumdung hin, ohne meinen Mund sprechen zu hören? Ich bin doch dein jüngerer Bruder; du bist für mich wie ein Vater, deine Frau ist für mich wie eine Mutter. Ist es nicht so? Als ich geschickt wurde, für uns Saatgut zu holen, sagte deine Frau zu mir: ‹Komm, laß uns ein Schäferstündchen halten und beisammen schlafen.› Sieh, und nun hat sie dir gegenüber die Sache ins Gegenteil verkehrt.» Und er unterrichtete ihn von allem, was mit ihm und seiner Frau vorgekommen war.

Dann schwur er bei Re-Harachte: «So wahr du kamst mit deiner Lanze, um mich auf Verleumdung hin um einer schmutzigen Dirne willen zu töten, (so wahr tue ich, was ich jetzt tun werde).» Er nahm ein Schilfmesser, und er schnitt sich das Glied ab; er warf es ins Wasser, und der Wels verschluckte es. Er wurde schwach und zusehends elend. Sein älterer Bruder hatte sehr, sehr Mitleid und fing an, laut um ihn zu weinen. Aber er konnte nicht hinüber, wo sein jüngerer Bruder war, wegen der Krokodile.
Da rief ihm sein jüngerer Bruder zu: «Wenn du dich an etwas Böses erinnerst, kannst du dich da nicht auch an etwas Gutes erinnern oder an irgendetwas, was ich für dich getan habe? Gehe jetzt nach Hause und sorge selbst für dein Vieh, denn ich bleibe nicht am selben Ort, wo du bist, sondern ich werde zum Tal der Schirmpinie gehen.»[40]

Setne und Tabubu

Ein Mann, der mit einer anderen Frau als mit seiner eigenen schlief, konnte in Schwierigkeiten geraten. Setne zum Beispiel wäre es besser ergangen, hätte er den Rat des weisen Ptahhotep beherzigt:

Erotisches Amulett. London, British Museum.

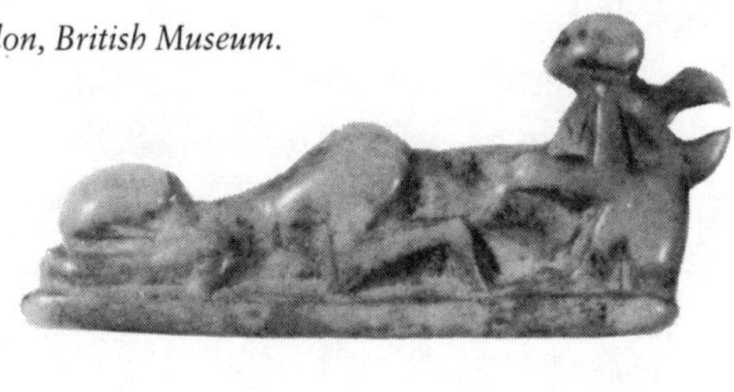

> Wenn du die Freundschaft erhalten willst in einem Haus, zu dem du Zutritt hast als «Sohn», als «Bruder» oder als Freund – in welchem Verhältnis du auch stehen magst –, hüte dich, den Frauen nahezukommen!
> Nicht kann der Ort gut sein, an dem das geschieht. Man wird betört durch einen fayence-schimmernden Leib, aber rasch hat er sich in Karneol verwandelt. Winzig ist es [das Vergnügen] nur, wie ein Traum, das Ende bringt der Tod, so daß man jenes gewichtige Wort erfährt von der Leichtfertigkeit des Charakters.[41]

Setnes Leidenschaft für die schöne Tabubu hätte beinahe ein sehr schlechtes Ende gefunden. Die Geschichte steht auf einem Papyrus, der in der ptolemäischen Zeit, im ersten Jahrhundert v. Chr., kopiert worden ist. Setne war einer der vielen Söhne Ramses' II., der rund tausend Jahre früher über Ägypten geherrscht hatte. Setne amtete als Priester und stand im Ruf, ein Magier zu sein. Und eben weil er sich mit Magie beschäftigte, geriet er in die Affäre mit Tabubu. Nineferkaptah, ein Kollege von ihm, hatte sich unter den schwierigsten Umständen ein von Thot, dem Gott der Magie, verfaßtes Buch beschafft. Setne möchte es haben, versucht es zunächst zu stehlen, dann Nineferkaptah unter Druck zu setzen, damit er es ihm gebe. Nineferkaptah schlägt eine elegantere Lösung vor: Setne kann das Buch gewinnen, wenn er ihn bei einem Brettspiel besiegt. Ein Magier sollte da leichtes Spiel haben, doch haben beide Gegner viele Tricks auf Lager. Zu guter Letzt bringt es aber Setne doch fertig, das Buch zu gewinnen, was er dann überall ausposaunt. Selbst dem Pharao erzählt er es; der aber rät ihm, das Buch zurückzugeben. Setne hört natürlich nicht auf ihn, sondern spaziert weiterhin mit dem Buch umher und liest laut daraus vor:

Danach einmal an einem Tage ging Setne auf und ab vor dem Tempel des Ptah, und da erblickte er eine Frau von solch wunderbarer Schönheit, wie es ihresgleichen keine Frau mehr gab. Sie war schön und trug viele Schmuckstücke aus Gold an sich, einige junge Mädchen gingen hinter ihr, und zweiundfünfzig Leute ihres Hauses umgaben sie als ihre Begleiter.

In dem Augenblick, da Setne sie erblickte, wußte er nicht mehr, an welchem Ort der Erde er sich befand (weil ihm schier die Sinne schwanden).

Setne rief seinen Pagen und sagte: «Geh sogleich an den Ort, wo diese Frau ist, und erkundige dich nach ihrem Rang.» Der Page ging sogleich an den Ort, wo die Frau war. Er rief der jungen Sklavin, die hinter ihr ging, und fragte sie: «Was für eine Frau ist das?» Sie sagte zu ihm: «Das ist Tabubu, die Tochter des Propheten der Bastet, der Herrin von Anch-Taúi [Stadtteil von Memphis]. Sie ist hierhergekommen, um vor Ptah, dem großen Gott, zu beten.» Der Junge kehrte zu Setne zurück und berichtete ihm alles genau, was sie ihm gesagt hatte.

Da sagte Setne zu dem Jungen: «Geh und sage zu dem Mädchen: ‹Setne Chaemwese, der Sohn des Pharao Usermaatra [Ramses II.] ist es, der mich schickt und sagen läßt: Ich werde dir zehn Goldstücke geben, wenn du eine Stunde mit mir verbringst. Fürchtest du etwa, deswegen bestraft zu werden, so will ich das für dich in Ordnung bringen. Ich will dich an einen verborgenen Ort bringen lassen, wo dich kein Mensch auf Erden finden kann.›»

Der Junge begab sich an den Ort zurück, an dem Tabubu war, rief ihre junge Sklavin und sprach mit ihr. Da machte sie ein Gezeter, als ob das, was er gesagt hatte, eine Beleidigung gewesen wäre. Tabubu sagte zu dem Jungen: «Höre auf, mit dieser närrischen Dienerin da zu verhandeln; komme zu mir und rede mit mir!» Der Junge eilte zu Tabubu hin und sagte zu ihr: «Ich werde dir zehn Goldstücke geben, wenn du eine Stunde mit Setne Chaemwese verbringst, dem Sohn des Pharao Usermaatra. Fürchtest du aber, deswegen bestraft zu werden, so will er das wieder in Ordnung bringen. Er will dich an einen verborgenen Ort bringen lassen, wo dich kein Mensch auf Erden finden kann.»

Da sagte Tabubu: «Geh und sage Setne folgendes: ‹Ich bin geweiht, ich bin keine gemeine Frau. Wenn du wirklich danach begehrst, mit mir zu tun, was du willst, so mußt du nach Per-Bastet in mein Haus kommen. Es ist in jeder Weise gut ausgestattet, und du kannst mit mir tun, was du willst, ohne daß irgendein Mensch auf Erden mich finden kann und ohne daß ich wie eine niedrige Frau von der Straße handle.›» Der Junge kehrte zu Setne zurück und berichtete ihm alles genau, was sie ihm gesagt hatte. Er sagte: «Es ist recht so.» Aber alle Leute in der Umgebung des Setne waren empört.

Setne ließ ein Schiff zu sich kommen, bestieg es und begab sich sogleich nach Per-Bastet. Als er in den Westen von Kemi kam, fand er ein Haus, das außerordentlich hoch war, von einer Mauer umgeben und mit einem Garten auf seiner Nordseite und mit einer Empfangshalle davor.

Setne fragte: «Wem gehört dieses Haus?» Man antwortete ihm: «Das ist das Haus der Tabubu.» Setne trat durch die Gartenmauer ein. Als er das Gartenhaus zu Gesicht bekommen hatte, meldete man dies Tabubu. Sie kam herab, ergriff die Hand des Setne und sagte zu ihm: «So wahr das Haus, zu dem du gelangt bist, das Haus des Propheten der Bastet, Herrin von Anch-Taúi, gedeihe, es wird mir sehr vergnüglich sein! Komm nun hinauf mit mir!»

Setne stieg die Treppe des Hauses mit Tabubu hinauf. Er fand das obere Stockwerk des Hauses frisch gereinigt und geschmückt, geschmückt mit echtem Lapislazuli und mit echtem Türkis. Eine Menge Ruhebetten waren darin, alle bezogen mit Königsleinen. Goldene Becher in großer Zahl standen auf der Anrichte. Ein goldener Becher war mit Wein gefüllt. Er wurde Setne überreicht. Dann sagte sie zu ihm: «Nun erlaube, daß man das Mahl bereite nach deinem Geschmack.» Er aber sagte zu ihr: «Das ist mir jetzt unmöglich!» Man legte stark duftendes Harz auf den Räucherständer, und man brachte Wohlgerüche vor ihn, wie sie für Pharao verwendet werden.

Setne verbrachte einen schönen Tag mit Tabubu, ohne daß er eine Erscheinung wie die ihre jemals sonst gesehen hätte. Setne sagte zu Tabubu: «Laß uns das ausführen, wozu wir hierhergekommen sind!» Sie sagte zu ihm: «Du

Zeichnung auf Holz aus einem thebanischen Grab, Neues Reich. Heute verloren.

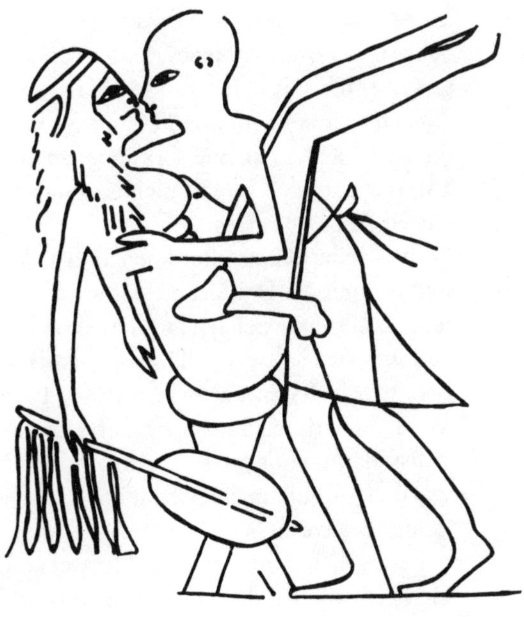

sollst dein Haus erreichen, jenes, in dem du bereits bist. Ich bin geweiht, ich bin keine gemeine Frau. Wenn du wirklich danach begehrst, mit mir zu tun, was du willst, dann mußt du mir eine Urkunde ausstellen auf Unterhalt und Geldvergütung in Höhe von allen Dingen und allem Besitz, der dir gehört, ganz und gar.» Er sagte zu ihr: «Laß den Schreiber der Schule kommen!», und er wurde sogleich herbeigebracht. Da ließ er für sie eine Urkunde ausstellen auf Unterhalt und Geldvergütung in Höhe von allen Dingen und allem Besitz, der ihm gehörte, ganz und gar.

Bald danach meldete man Setne: «Deine Kinder sind unten.» Er sagte: «Sie sollen heraufkommen.» Da erhob sich Tabubu und zog ein Gewand von dünnstem Königsleinen an, so daß Setne alle ihre Glieder hindurch sah und sein Verlangen noch größer wurde, als es vorher schon war. Setne sagte: «Tabubu, laß mich das ausführen, wozu ich hierhergekommen bin.» Sie sagte zu ihm: «Du sollst dein Haus erreichen, jenes, in dem du bereits bist. Ich bin geweiht, ich bin keine gemeine Frau. Wenn du wirklich danach begehrst, mit mir zu tun, was du willst, dann mußt du deine Kinder meine Urkunde unterschreiben lassen. Laß nicht zu, daß sie mit meinen Kindern Streit anfangen wegen deines Besitzes.»

Er ließ seine Kinder kommen und ließ sie die Urkunde unterschreiben. Dann sagte Setne zu Tabubu: «Laß mich das ausführen, wozu ich hierhergekommen bin.» Sie sagte zu ihm: «Du sollst dein Haus erreichen, jenes, in dem du bereits bist. Ich bin geweiht, ich bin keine gemeine Frau. Wenn du wirklich danach begehrst, mit mir zu tun, was du willst, dann mußt du deine Kinder töten lassen. Laß nicht zu, daß sie mit meinen Kindern Streit anfangen wegen deines Besitzes.» Setne sagte: «Laß an ihnen das Entsetzliche geschehen, das in dein Herz gekommen ist.»

Sie ließ seine Kinder vor ihm töten und ließ sie aus dem

Fenster hinunterwerfen vor die Hunde und Katzen. Sie fraßen ihr Fleisch, während er es mit anhörte und mit Tabubu trank.

Dann sagte Setne: «Tabubu, laß uns das ausführen, wozu wir hierhergekommen sind. Alles, was du zu mir gesagt hast, habe ich dir genau erfüllt.» Jetzt sagte sie zu ihm: «Steige nun von hier in jenes Gemach hinauf!» Und Setne ging in jenes Gemach. Er legte sich nieder auf einem Ruhebett von Elfenbein und Ebenholz, damit sein Verlangen Erfüllung fände. Tabubu legte sich Setne zur Seite, und er streckte seine Hand aus, um sie zu berühren. Da öffnete sie ihren Mund zu einem großen Schrei gegen den Boden hin.

Als Setne wieder zu sich kam, war er wie im Fieber, seine Begierde stillte sich, und er war ganz entkleidet.

Bald darauf sah Setne einen vornehmen Herrn in einer Sänfte, viele Leute liefen ihm zu Füßen, und er sah aus wie Pharao. Setne wollte sich gern erheben, konnte sich aber nicht erheben vor Scham, da er ja ganz entkleidet war. Pharao sprach: «Setne, wie kommst du in diesen Zustand, in dem du da bist?» Er antwortete: «Nineferkaptah ist es, der mir dies alles angetan hat.» Pharao sagte: «Gehe nach Memphis, denn deine Kinder suchen nach dir, sie stehen nach ihrer Gewohnheit vor Pharao.» Setne sagte vor Pharao: «Mein großer Herr, mein König, möge er lang leben wie Re! Wie soll ich nach Memphis gehen, wenn ich ganz entkleidet bin?» Da rief Pharao nach einem Sklaven, der dabei stand, und ließ ihn Setne ein Gewand bringen. Dann sagte Pharao: «Setne, gehe nach Memphis, deine Kinder, sie leben, und sie stehen nach ihrer Gewohnheit vor Pharao.»

Setne ging nun nach Memphis. Er umarmte seine Kinder, und er fand sie lebend. Pharao sagte: «War es ein Rausch, in dem du dich vorhin befunden hast?» Setne berichtete alles genau, was ihm mit Tabubu und Nineferkaptah

> widerfahren war. Da sagte Pharao: «Ṣetne, damals habe ich alles, was ich nur konnte, für dich getan, wenn ich dir sagte: ‹Man wird dich töten, wenn du dieses Buch nicht an den Ort zurückbringst, von dem du es geholt hast.› Aber du hast bis zur Stunde nicht auf mich gehört. Nun bringe dieses Buch zu Nineferkaptah.»[42]

Diese Geschichten sind beinahe vollständig erhalten. Papyrus jedoch ist nicht sehr widerstandskräftig, und so haben oft nur Fragmente all die Jahrtausende im Sand überlebt. Aber selbst das winzigste Bruchstück kann neue Perspektiven eröffnen, und mit etwas Phantasie läßt sich Anfang und Ende des nun folgenden kleinen Ausschnitts erahnen.

Der Hirt und die Göttin

Ein Hirte treibt seine Kühe auf die Weide, wo ihn ein überraschender Anblick erwartet.

Nur 25 Zeilen des um 1900–1800 v. Chr. aufgezeichneten Textes sind noch vorhanden. Erhalten ist die Passage, in der er die Geschichte seinen Freunden erzählt:

> Seht, als ich zum Teich hinabging, der an diese Weide grenzt, sah ich eine Frau darin: Ihr Leib war nicht von Menschenart. Meine Haare sträubten sich, als ich ihre Lockenperücke sah und weil ihre Haut so glatt war. Niemals werde ich tun, was sie mir gesagt hat. Scheu vor ihr steckt mir (noch) in den Gliedern.
>
> ...
>
> Als es tagte, früh am (nächsten) Morgen, tat man, wie er gesagt hatte. Aber diese Göttin begegnete ihm (wiederum), als er sich an das Ufer des Sees begab. Sie kam bar ihrer Kleider und mit gelöstem Haar ...[43]

Wahrheit und Lüge

Die Protagonisten dieser um 1300 v. Chr. verfaßten Geschichte sind weder Götter noch Menschen, sondern zwei Abstrakta, die jedoch durchaus menschliche Gefühle haben. Lüge hat seinem Bruder Wahrheit ein Messer geliehen und will es zurückhaben. Offensichtlich rückt Wahrheit nicht damit heraus, denn Lüge bringt ihn vor Gericht. Richter sind die Mitglieder der großen Neunheit. Lüge schlägt vor, man solle Wahrheit die Augen ausstechen und ihn zu einem Torwächter machen. Die Neunheit stimmt dem zu. Und als ob das nicht genug wäre, möchte Lüge noch, daß man ihn den

Weidendes Vieh mit Hirte. Wandmalerei im Grabe Neferhoteps in Theben (Grab Nr. 49), 18. Dynastie.

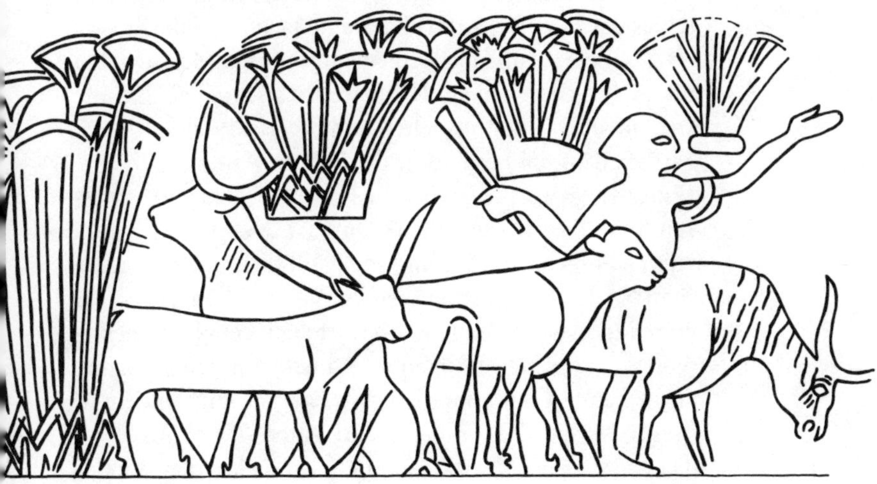

Löwen vorwerfe. Wahrheit gelingt es zu entkommen, und er wandert tagelang in der Wüste umher. Da geschieht etwas Unerwartetes:

> Und viele Tage danach ging Lüge hinaus aus ihrem Haus in Begleitung ihrer Dienerinnen. Diese sahen Wahrheit, wie er am Rande des Hügels lag. Er war so schön, wie es seinesgleichen im ganzen Lande nicht mehr gab. Sie gingen zu Lüge und sagten: «Komm mit uns und sieh dir den blinden Mann an, der verlassen am Rande des Hügels liegt; man sollte ihn holen und ihn zum Pförtner unseres Hauses machen.»
> Da sagte Lüge zu ihr: «Hol ihn schnell her, damit ich ihn sehe.» Sie ging weg und holte ihn. Als er kam und Lüge ihn sah, sehnte sie sich gar sehr nach ihm. Denn sie sah, daß er an seinem ganzen Leibe schön war. In derselben Nacht schlief er mit ihr und erkannte sie, wie ein Mann eine Frau erkennt. So wurde sie in dieser Nacht mit einem Knaben schwanger.
> Und viele Tage danach gebar sie einen Knaben, wie es seinesgleichen im ganzen Lande nicht mehr gab. Er war groß wie ein ... und glich einem Götterkind. Man schickte ihn in die Schule, und er lernte trefflich schreiben. Er übte sich in allen Kampfspielen und übertraf seine älteren Kameraden, die bei ihm in der Schule waren.
> (Eines Tages aber) sagten seine Kameraden zu ihm: «Wessen Sohn bist du eigentlich? Du hast doch keinen Vater. Man soll dich höhnen, und man soll dich quälen, indem man sagt: ‹Du hast ja keinen Vater›.» Da sagte der Jüngling zu seiner Mutter: «Wie ist denn der Name meines Vaters, damit ich ihn meinen Kameraden nennen kann; denn wenn sie mit mir reden, so quälen sie mich, indem sie zu mir sagen: ‹Wo ist denn dein Vater?›»
> Da sagte seine Mutter zu ihm: «Du siehst den Blinden

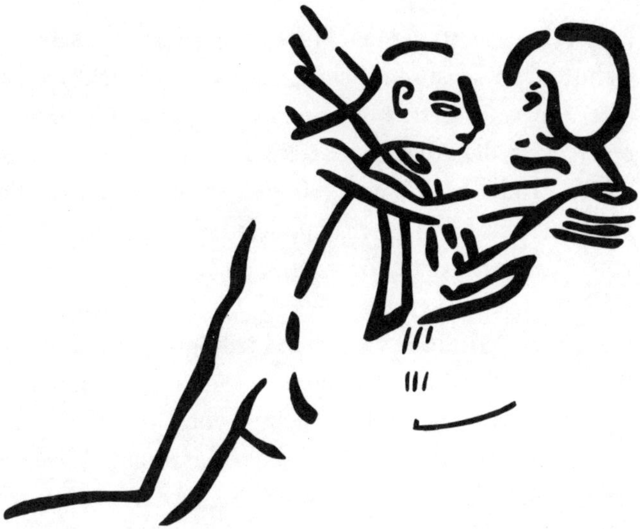

Ostrakon, Neues Reich. Kairo CG 11198.

dort, der neben der Tür sitzt? Das ist dein Vater.» So sprach sie zu ihm.
Da sagte er zu ihr: «Man sollte deine Familie zusammenholen und ein Krokodil (als Fresser für dich) rufen lassen.»
Der Jüngling holte seinen Vater herein, ließ ihn auf einem Stuhl sitzen, stellte einen Fußschemel unter seine Füße; er setzte ihm Brot vor, und er ließ ihn essen und ließ ihn trinken.
Dann sprach der Jüngling zu seinem Vater: «Wer hat dich geblendet? Damit ich ihn deinetwegen zur Rechenschaft ziehe!» Er antwortete ihm: «Es ist mein jüngerer Bruder, der mich geblendet hat.» Und er erzählte ihm alles, was ihm widerfahren war.
Der Jüngling zog aus, um Rechenschaft zu fordern für seinen Vater.[44]

Der Knabe überredet den Hirten von Lüge, eine seiner Kühe zu hüten. Diese ist so prächtig, daß Lüge sie stiehlt und durch eine andere ersetzt. Nun kommt Lüge vor Gericht. Er ist bereit, sich die Augen ausstechen zu lassen, wenn man nur seinen Bruder lebend wiederfindet. So geschieht es auch, und zudem erhält Lüge (noch) hundert Hiebe und muß im Haus von Wahrheit Torwächter sein.

Der Pharao tritt in ägyptischen Erzählungen oft auf – entweder einfach als der König oder unter seinem wirklichen Namen. Schon in den Geschichten von Uba-oners Frau und von Setne und Tabubu spielt der Pharao eine kleine Rolle. Manchmal ist er sogar Hauptdarsteller: König Snofru, ein Verehrer schöner Frauen, ist der Held des folgenden poetischen Berichts. Dieser steht auf der Papyrusrolle, auf der auch die Geschichte von Uba-oners Frau vorkommt. Beide Geschichten handeln von bemerkenswerten Vorfällen, die König Cheops erzählt wurden.

König Snofru und die zwanzig Jungfrauen

> König Snofru schritt eines Tages durch alle Gemächer des Palastes, um sich irgendeine Aufheiterung zu suchen. Aber er konnte sie nicht finden. So befahl er: «Geht und holt mir den Obersten Vorlesepriester und Buchschreiber Djadja-em-anch!» Er wurde ihm sofort geholt. Da sagte Seine Majestät zu ihm: «Ich schritt durch alle Gemächer des Palastes, um mir irgendeine Aufheiterung zu suchen, aber ich konnte sie nicht finden.» Djadja-em-anch sagte zu ihm: «Möge Deine Majestät sich zum See des Palastes begeben! Bemanne dir ein Boot mit allen Schönen deines Palastinnern. Das Herz Deiner Majestät wird sich erquik-

ken, sie auf und ab rudern zu sehen. Und wenn du die schönen Vogelgeniste deines Sees sehen wirst und die umliegenden Gefilde und schönen Gestade, wird dein Herz sich dabei erheitern.»
(Seine Majestät antwortete:) «Also werde ich meine Ruderfahrt unternehmen. Man hole mir zwanzig goldbeschlagene Ruder aus Ebenholz, deren Griffe aus Sandelholz mit Weißgold beschlagen sind. Dann hole man mir zwanzig Frauen, die noch nicht geboren haben, mit schönem Körper und (junger) Brust und mit Zöpfchenfrisur. Man hole mir weiter zwanzig (Perlen)netze und gebe diese Netze diesen Frauen anstelle ihrer Kleider.»
Und man tat alles, was Seine Majestät befohlen hatte.
Sie ruderten auf und ab, und dem Herzen Seiner Majestät tat es wohl, sie rudern zu sehen. Aber eine der Führerinnen flocht an ihrem Zöpfchen, und ein Fischanhänger aus neuem Türkis fiel ins Wasser. Da verstummte sie und hörte auf zu rudern, und ihre Reihe verstummte auch und hörte auf zu rudern. Seine Majestät sagte: «Könnt ihr denn nicht mehr rudern!» Sie antworteten: «Unsere Führerin schweigt, und sie hat aufgehört zu rudern!» Da sagte Seine Majestät zu ihr: «Warum ruderst du nicht mehr?» Sie antwortete: «Es ist darum, weil ein Fischanhänger aus neuem Türkis ins Wasser gefallen ist.» Und Seine Majestät sagte zu ihr: «Willst du, daß ich ihn dir ersetze?» Aber sie antwortete: «Ich will lieber mein Stück selbst als seinen Ersatz.» Da sprach Seine Majestät: «Geht und holt mir den Obersten Vorlesepriester Djadja-em-anch», und er wurde ihm sofort geholt.
Seine Majestät sprach: «Djadja-em-anch, mein Bruder, ich habe getan, wie du mir gesagt hast, und das Herz Meiner Majestät hat sich erquickt, sie rudern zu sehen. Aber da fiel ein Fischgehänge aus neuem Türkis einer der Führerinnen ins Wasser; da ist sie verstummt und hat aufgehört zu rudern. So kam es, daß sie ihre Reihe

stillgelegt hat. Ich sagte zu ihr: ‹Warum ruderst du nicht mehr?› Sie antwortete mir: ‹Es ist darum, weil ein Fischgehänge aus neuem Türkis ins Wasser gefallen ist.› Ich sagte zu ihr: ‹Rudere nur! Ich selbst werde es dir ersetzen.› Aber sie antwortete mir: ‹Ich will lieber mein Stück selbst als seinen Ersatz.›»

Da sprach der Oberste Vorlesepriester Djadja-em-anch irgendwelche Zauberworte, dann legte er eine Wasserhälfte des Sees auf die andere, und er fand das Fischgehänge auf einer Scherbe liegen. Er holte es, und so wurde es seiner Besitzerin gegeben. Das Wasser aber, das in seiner Mitte zwölf Ellen tief gewesen war, erreichte nunmehr vierundzwanzig Ellen, nachdem es aufeinandergeklappt war. Dann sprach er wieder irgendwelche Zauberworte und brachte das Wasser des Sees an seinen Platz zurück.

Seine Majestät feierte den ganzen schönen Tag zusammen

Statuette. London, British Museum.

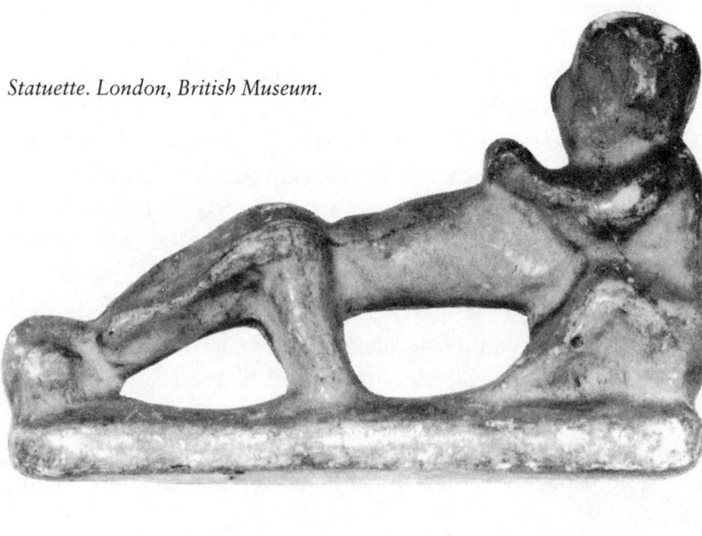

mit dem gesamten Königshof und ließ dann den Obersten Vorlesepriester Djadja-em-anch mit allerlei schönen Dingen belohnen.

Sieh, das ist das Wunder, das sich zur Zeit deines Vaters Snofru, des Seligen, ereignet hat, eines von denen, die der Oberste Vorlesepriester und Buchschreiber Djadja-em-anch vollbracht hat.[45]

Eine ganz andere Geschichte wird von König Neferkare erzählt, der etwa 350 Jahre später gelebt hat. Dieser König, besser bekannt als Pepi II., hat gemäß einer Überlieferung als Sechsjähriger den Thron bestiegen und nicht weniger als 99 Jahre lang regiert. Kein Wunder, daß er im Privatleben ein gewisses Bedürfnis nach Abwechslung hatte, was in der folgenden Geschichte zum Ausdruck kommt.

König Neferkare und sein General

Ein Mann namens Teti, Sohn des Hent, sieht seinen König bei Nacht ganz allein weggehen:

(Da bemerkte Teti) die Majestät des Königs von Ober- und Unterägypten Neferkare, wie sie ausging in der Nacht auf einsame Promenade, ohne daß irgend jemand bei ihm war. Er (Teti) hielt sich von ihm (dem König) entfernt, um zu vermeiden, daß er ihn sah. Teti, Sohn des Hent, wartete und dachte dabei nach und sagte sich: «Da es so ist, so ist es die Wahrheit, was man sich erzählt: Er geht aus bei Nacht!»

Teti, Sohn des Hent, folgte diesem Gott (Neferkare), ohne daß er sich daraus ein Gewissen machte, um alles zu beobachten, was er tun würde. Er (der König) kam zum

Haus des Generals Sisene. Er warf einen Ziegelstein, und er pochte mit dem Fuß, worauf man ihm eine Leiter hinunterließ. Er stieg hinauf, indes Teti, Sohn des Hent, wartete, bis Seine Majestät wieder fortging. Nachdem Seine Majestät getan hatte, was Sie wünschte bei ihm (dem General), wandte er sich nach seinem Palast, und Teti folgte ihm. Als Seine Majestät in das Große Haus (Palast) zurückgekehrt war, ging auch Teti wieder nach Hause.
Da Seine Majestät sich in das Haus des Generals Sisene begeben hatte, waren vier Stunden von der Nacht abgelaufen. Die nächsten vier Stunden hatte er in dem Haus des Generals Sisene verbracht, und als er das Große Haus wieder betrat, blieben noch vier Stunden bis zur Dämmerung.[46]

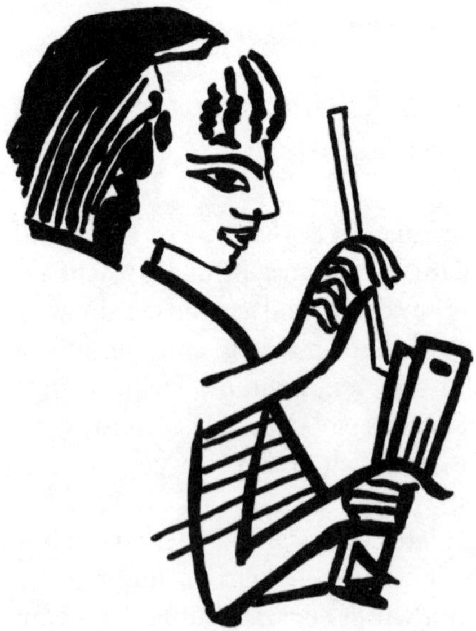

Schreiber mit Palette und Binse. Ostrakon aus Deir el-Medina, Neues Reich. Kairo IFAO 3062.

Liebeslyrik

Der Name eines Gegenstandes oder einer Person war für die Ägypter von größter Wichtigkeit, denn dem Wort oder Bild wohnte eine magische Kraft inne. Da die Hieroglyphenschrift aus Bildern bestand, waren Wort und Bild eng aufeinander bezogen. Seit Urzeiten machten die Ägypter von der Zauberkraft des Wortes Gebrauch, um sich fürs Jenseits das Leben zu sichern oder um die Götter gut zu stimmen. Man sprach Hymnen, Gebete und Formeln, die auf rein magische Art die Wirklichkeit verändern konnten. Als im Neuen Reich (1580 bis 1085 v. Chr.) zum ersten Mal Liebesgedichte geschrieben werden, bietet sich eine schon bestehende Lyrik als Rahmen an. Die Gedichte, ohne Reime, haben einen gewissen Rhythmus, der jedoch nur erahnt werden kann, da heute nicht mehr bekannt ist, wie die Sprache ausgesprochen wurde. Diese Poesie ist voller Symbolik und voller Wortspiele, die Sprache einfach und klar, niemals obszön. Um Liebe geht es und nicht um Beischlaf wie in den handfesteren mythologischen Geschichten.

In den Gedichten spricht entweder einer der beiden Liebespartner, oder es ist «der Dichter», der anonym seine Stimme erhebt.

Auf der Rückseite des Papyrus, der die Kämpfe zwischen Horus und Seth beschreibt (P. Chester Beatty I in Dublin), steht eine vor 3000 Jahren verfaßte Auswahl von Gedichten, die von Glück und Verzweiflung eines Liebenden handeln. Wie in anderen Gedichten reden sich die Verliebten mit «Schwester» und «Bruder» an, was, wie erwähnt, mit Inzest überhaupt nichts zu tun hat.

Ein Wortspiel betrifft die Nummer des Gedichts und eines der Wörter in der ersten Zeile, wie das hier im ersten Vers aufscheint:

Das erste Lied

Die Eine, Geliebte, ohne ihres Gleichen,
schöner als alle Welt.
Schau, sie ist wie der glänzende Neujahrsstern
vor einem schönen Jahr.

Die tugendleuchtende, strahlenhäutige
mit Augen, die klar blicken,
mit Lippen, die süß sprechen.
Sie hat kein Wort zuviel.

Mit hohem Hals und strahlender Brust
hat sie echtes Lapislazuli zum Haar.
Ihre Arme übertreffen das Gold,
ihre Finger sind wie Lotuskelche.

Mit schweren Lenden und schmalen Hüften,
sie, deren Schenkel um ihre Schönheit streiten,
edlen Ganges, wenn sie auf die Erde tritt,
raubt sie mein Herz mit ihrem Gruß.

Sie macht die Nacken aller Männer
sich wenden, sie anzusehen.
Es freut sich jeder, den sie grüßt.
Er fühlt sich als erster der Jünglinge.

Wenn sie aus dem Hause tritt, ist es,
als erblicke man jene, die Eine.

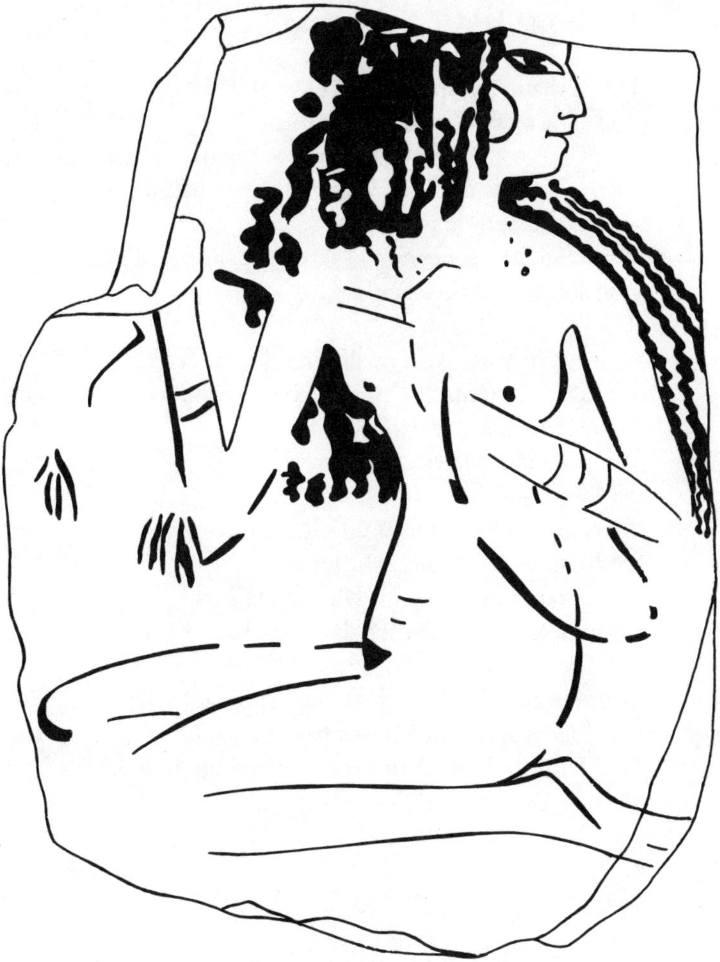

Ostrakon aus Deir el-Medina, Neues Reich. Privatsammlung.

Das zweite Lied

Der Geliebte verführt mein Herz mit seiner Stimme
und läßt mich Krankheit befallen.

Er ist ein Nachbar des Hauses meiner Mutter,
und doch weiß ich nicht, wie ich zu ihm gehen kann.
Gut wäre in meiner Sache vielleicht meine Mutter.
Ach laß es, sie zu sehen!

Sieh, mein Herz ist unwillig, an ihn zu denken,
und doch ergreift mich die Liebe zu ihm.
Sieh, er ist einer, der töricht ist.
Aber ich bin wie er.

Er kennt nicht meine Wünsche, ihn zu umarmen,
und daß er zu meiner Mutter sende.
Geliebter, ach, wäre ich Dir anbefohlen
vom Golde, (der Göttin) der Frauen.

Komme zu mir, daß ich Deine Schönheit sehe,
daß sich Vater und Mutter freuen,
daß Dir alle Menschen miteinander zujubeln,
daß sie Dir zujubeln, Geliebter!

Das dritte Lied

Mein Herz gedachte ihre Schönheit zu sehen,
während ich in ihrer Halle sitze.
Da traf ich Mehi im Streitwagen unterwegs
mit seinen Jünglingen.

Ich weiß nicht, wie ich vor ihm ausweichen soll.
Soll ich an ihm unbefangen vorbeigehen?

Sieh, der Fluß dünkt mir ein Weg.
Ich weiß keinen Platz für meine Füße.

Wie sehr unwissend bist du, mein Herz!
Warum willst du Mehi gegenüber unbefangen tun?
Sieh, wenn ich vor ihm vorübergehe,
verrate ich ihm meine Gefühle.

«Sieh, ich bin für Dich!» würde ich ihm bedeuten.
Er aber wird meinen Namen brüllen
und mich dem erstbesten Haushalt
seines Gefolges zuweisen.

Kopf von Hathor, der Göttin der Liebe, der Musik und des Tanzes. Ostrakon aus Deir el-Medina. Neues Reich. Paris, Louvre E 12966.

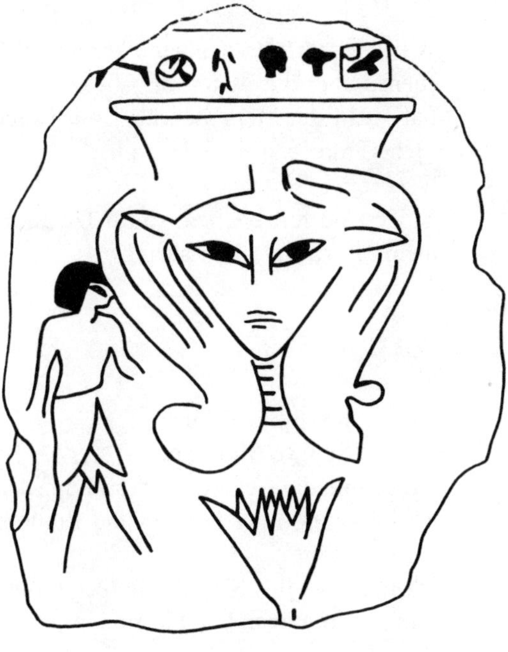

Das vierte Lied

Mein Herz springt eilends,
sobald ich an meine Liebe zu Dir denke.
Es läßt mich nicht wie ein Mensch gehen
und hüpft auf seinem Platze.

Nicht läßt es mich ein Kleid ergreifen.
Nicht nehme ich meinen Fächer.
Nicht lege ich Schminke an mein Auge.
Nicht salbe ich mich mit Wohlgeruch.

«Halte nicht an! Du erreichst das Ziel!»
sagt es mir, so oft ich an ihn denke.
Mache mir, mein Herz, keinen Kummer!
Warum handelst Du töricht?

Warte gefaßt! Der Geliebte kommt zu Dir,
ebenso aber die Augen der Vielen.
Laß nicht die Menschen über mich sagen:
«Jene Frau ist in Liebe gefallen!»

Mögest du fest bleiben, so oft Du an ihn denkst,
mein Herz, und nicht springen!

Das fünfte Lied

Ich verehre die Goldene
und preise ihre Majestät.
Ich rühme die Gebieterin des Himmels,
ich künde Lob der Hathor und Ruhm der Herrin.

Ich flehte zu ihr. Sie erhörte meine Bitten
und sandte mir meine Herrin.

Sie ist von selbst gekommen, mich zu sehen.
Etwas sehr Großes ist mir geschehen.

Ich habe gejubelt, mich gefreut und groß gefühlt,
als es hieß: «Siehe, sie ist da!»
Sieh, als sie kam, verbeugten sich die Jünglinge
aus großer Liebe zu ihr.

Ich machte meiner Göttin ein Gelübde.
Sie gab mir die Geliebte als Geschenk
drei Tage, nachdem ich sie bat
auf ihren Namen. Sie ging von mir vor fünf Tagen.

Das sechste Lied

Ich ging vorüber nahe an seinem Hause
und fand dessen Tür offen.
Der Geliebte stand da zur Seite seiner Mutter.
Alle seine Geschwister waren bei ihm.

Das Herz aller, die auf dem Wege gingen,
ergriff Liebe zu ihm,
dem trefflichen Jüngling ohne seines Gleichen,
einem Geliebten von erlesener Art.

Er blickte auf mich, als ich vorüberging,
und ich habe gejubelt,
frohen Herzens, in Freude,
Geliebter, weil ich (es) sah.

Ach, daß die Mutter mein Herz kennte,
und es ihr bald einfiele!
Goldene, ach gib es in ihr Herz,
dann eile ich zu meinem Geliebten.

Ich küsse ihn vor den Seinen
und schäme mich nicht vor den Menschen,
sondern freue mich über ihren Neid,
weil Du mich erkennst.

Ich mache meiner Göttin ein Fest
– Mein Herz springt und will herausgehen –,
um mich den Geliebten schauen zu lassen in der Nacht,
die sehr schön ist, wenn sie vorübergeht.

Das siebente Lied

Sieben Tage sah ich die Geliebte nicht.
Krankheit hat mich befallen.
Mein Herz wird schwer.
Ich habe mich selbst vergessen.

Wenn die Ärzte zu mir kommen,
bin ich mit ihren Mitteln nicht zufrieden.
Keinen Ausweg finden die Beschwörer.
Meine Krankheit wird nicht erkannt.

Wenn man mir sagt: Siehe, sie ist da! belebt es mich.
Ihr Name ist das, was mich erhebt.
Das Kommen und Gehen ihrer Boten
ist das, was mein Herz am Leben hält.

Besser als alle Mittel ist für mich die Geliebte.
Mehr ist sie mir als das Rezeptbuch.
Ihr Eintritt von draußen ist mein Amulett.
Wenn ich sie sehe, dann gesunde ich.

Wenn sie ihre Augen öffnet, verjüngt sich mein Leib.
Wenn sie spricht, dann erstarke ich.

Wenn ich sie umarme, verjagt sie von mir das Übel.
Sie ging von mir vor sieben Tagen.[47]

Auf der gleichen Papyrusrolle sind auch drei Gedichte, in denen «der Dichter» dem jungen Mann rät, zu seiner Geliebten zu eilen:

I
Ach kämest Du eilends zu der Geliebten
wie ein königlicher Bote,
auf dessen Botschaft sein Herr ungeduldig wartet,
da er sie zu hören wünscht.

Ihm werden sämtliche Ställe angeschirrt,
für ihn stehen Pferde auf dem Rastplatz.
Ihm wird der Wagen, wo er steht, angeschirrt.
Unterwegs darf er nicht rasten.

Hat er das Haus der Geliebten erreicht,
Fällt sein Herz in Jubel.

Ostrakon aus Deir el-Medina, Neues Reich. Kairo IFAO 3971

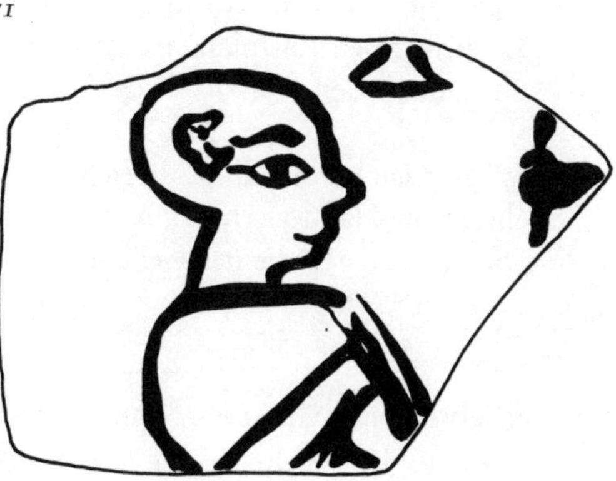

2
Ach kämest Du zu mir
Wie ein Roß des Königs,
das aus allen Gestüten ausgewählt wurde,
das beste der Ställe.

Bevorzugt wird es mit seinem Futter.
Sein Herr kennt seine Füße.
Wenn es den Knall der Peitsche hört,
kann es nicht gehalten werden.

Auch der beste von den Wagenlenkern
kann es nicht überholen.
Das Herz der Geliebten weiß genau,
daß es nicht fern ist von der Geliebten.

3
Ach kämest Du eilends zu der Geliebten
wie eine Gazelle, die über die Wüste jagt,
deren Füße lahmen, deren Glieder erschöpft sind,
in deren Leib Schrecken gefallen ist.

Jäger sind hinter ihr her, Hunde sind um sie.
Nicht sieht man sie vor ihrem Staub.
Sie sieht einen Rastplatz als Hindernis an
und nimmt den Fluß als Weg.

Mögest Du meine Höhle erreichen,
ehe Deine Hand viermal geküßt werden kann!
Du suchst die Liebe der Geliebten,
denn die Goldene befiehlt es Dir, mein Freund![48]

Der verliebte junge Mann wird mit einem vorwärtsstürmenden Boten verglichen. Er ist wie ein Hengst, den man nicht

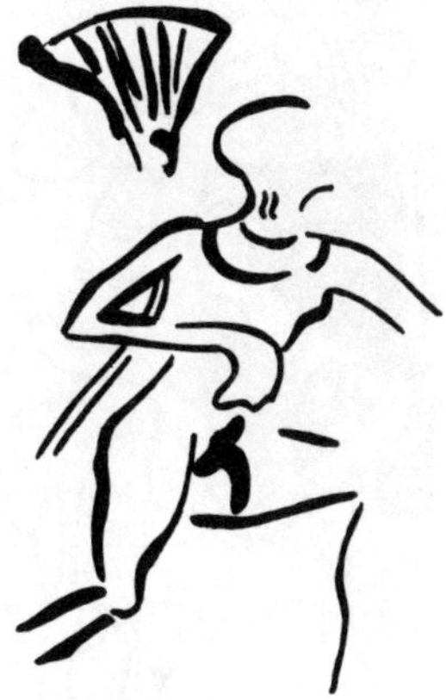

Ostrakon aus Deir el-Medina, Neues Reich. Kairo IFAO 3793.

halten kann, und wie eine Gazelle, die bis zur Erschöpfung gehetzt wird. «Du wirst seine Höhle erreichen», heißt es – oder wohl eher «ihre» Höhle, denn auf ägyptisch ist das Pronomen in beiden Fällen gleich. Die Zweideutigkeit ist absichtlich, und die Höhle weist diskret auf das Vergnügen hin, das den jungen Mann erwartet.

Der Papyrus Chester Beatty I enthält auch eine Anzahl Gedichte, die von einer älteren Rolle kopiert worden sind. Der Titel: «Beginn der lieblichen Verse, gefunden in einem Rollenbehälter und geschrieben von Sobeknacht aus der Nekropolis».

1

Wenn Du sie bringst zum Hause der Geliebten
und gegen ihre Wohnung stürmst,
wird ihr Quartier verwandelt,
und ihre Wirtin bringt sie um.

Statte sie aus mit Sang und Tanz
und gib ihnen Wein und Bier als Zugabe,

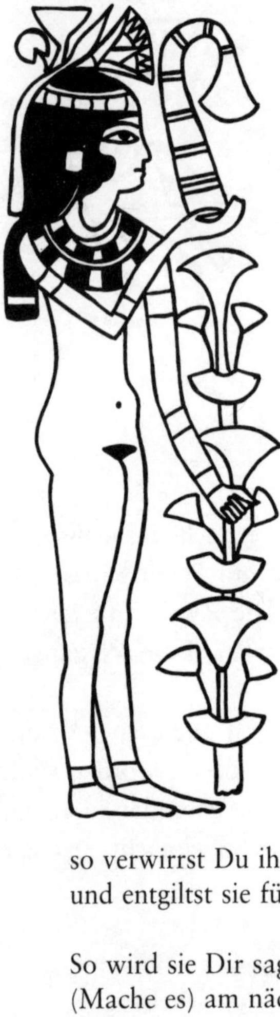

Mädchen mit Blumengebinden. Als Gabe für die Götter, als Symbol für die Erneuerung des Lebens im Totenkult sowie bei Festen spielten Blumen eine große Rolle. Dekoration auf einem Spiegeletui, 21. Dynastie. Kairo CG44101.

so verwirrst Du ihre List
und entgiltst sie für ihre Nacht.

So wird sie Dir sagen: «Nimm mich in Deine Arme!» –
(Mache es) am nächsten Tage ebenso.

2
Wenn Du sie bringst an das Fenster der Geliebten,
indem Du allein bist, ohne einen anderen,
verfährst Du nach Wunsch auf ihrem Festplatz.
....

Es sinkt der Himmel auf Luft, die ihn nicht trägt,
und er bringt Dir seinen Duft,
einen betäubenden Geruch, der die trunken macht,
die gegenwärtig sind.

Siehe, die ‹Goldene› überweist sie Dir als Gabe,
um Dich Dein Leben auskosten zu lassen.

3
Trefflich kennt sich aus im Schlingenwerfen die Geliebte,
ohne für Viehsteuer aufzukommen.

Sie wirft Schlingen gegen mich mit ihrem Haar.
Sie läßt mich eingefangen werden mit ihrem Auge.
Sie läßt mich gebändigt werden mit ihrem Schmuck.
Sie brandmarkt mich mit ihrem Siegelring.

4
Warum sprichst Du mit Deinem Herzen:
«Nach ihr (gelüstet) mir! Sie zu umarmen!»
Bei Amon, ich komme zu Dir,
mein Kleid auf meinem Arm.

5
Ich fand den Geliebten an der Wasserstelle,
seine Füße über den Fluß gestellt.
Er baute einen Altar, den Tag zu feiern,
das Bier aufzustellen.

Dessen Form ist meiner Brust abgeschaut.
Er ist höher als breit.

6
Was die Geliebte gegen mich tat!
Soll ich ihr zuliebe schweigen?

Sie ließ mich in der Tür ihres Hauses stehen,
während sie in das Innere ging.

Sie sagte mir nicht: «Komm herein Schöner!»
Sie war taub heute nacht.
...
Die für mich sang, war Taschere vom Musikzimmer der
Kinder des Bürgermeisters.[49]

Im Nachsatz erfährt man, daß diese Verse tatsächlich gesungen wurden, und für einmal wird auch der Name der Sängerin genannt. Offenbar waren die Lieder dazu bestimmt, Gäste in Privathäusern zu unterhalten. Zwischen den Zeilen lassen sich allerlei Zweideutigkeiten herauslesen, doch bleibt offen, wie weit sie beabsichtigt waren. Vielleicht hat man es damals ebenfalls den Zuhörern überlassen, das zu erraten.

Der Garten hat manchem Liebesgedicht als poetischer Rahmen gedient. Auf einem Papyrus disputieren Bäume im Obstgarten darüber, wer ihrer Gebieterin am besten diene. Der Text stammt aus dem Neuen Reich, um 1175 v. Chr.:

1
(Der Granatbaum) spricht:

Meine Kerne gleichen ihren Zähnen,
Meine Frucht ihren Brüsten.
(Ich bin der Beste) des Baumgartens,
weil ich zu jeder Jahreszeit bleibe.

Die Geliebte und ihr Geliebter
(wandeln unter) meinen (Zweigen),
trunken von Wein und Süßwein,
gesalbt mit Öl und Balsam.

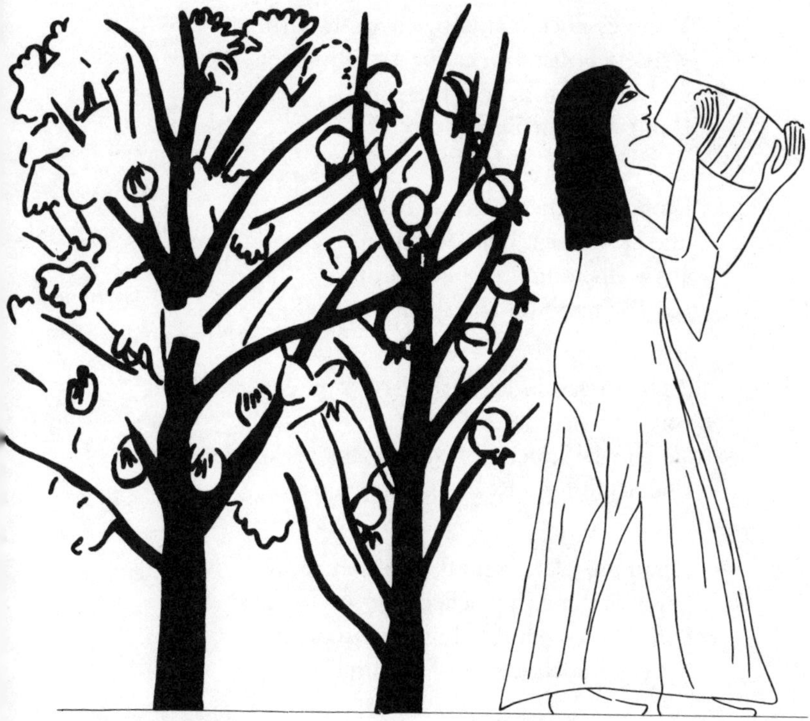

Dame aus dem Gefolge der Grabherrin Meritre mit Bierkrug neben Granatapfelbaum. Wandmalerei im Grabe Neferhoteps in Theben (Grab Nr. 49), 18. Dynastie.

Allesamt vergehen außer mir
(die Pflanzen) in der Flur.
Ich verbringe zwölf Monate
(in jedem Jahr) und stehe.

Fällt eine Blüte ab,
(sprießt) eine Knospe aus mir.
So bin ich das Beste (im Garten)
und werde doch als Zweites angesehen.

Wenn es noch einmal wiederholt wird,
werde ich nicht mehr für sie schweigen
und sie nicht mehr verbergen.
Dann wird ihr Betrug erblickt.

Dann wird die Liebende belehrt,
und sie (schont den Geliebten) nicht mit ihrem Stock
aus weißem und blauem Lotus
aus (Blüten) und Knospen.

(Er wird geständig durch Trunkenheit)
von Bier vielerlei Art.
Sie läßt Dich den Tag schönstens verbringen.
eine Schilfhütte ist das Gefängnis.

Schau an, (der Granatbaum) hat recht.
Laß uns ihm schmeicheln!
Laß ihn den ganzen Tag veranstalten!
(Ist er es doch, der uns) verbirgt.

2
Die Feigenbäume bewegen ihren Mund.
Ihr Hain beginnt zu sprechen:

(Wie schön ist es), dem Befehl meiner Herrin zu folgen,
gibt es eine Dame wie sie!
Wenn es an Dienerinnen fehlt,
bin ich der Diener.

(Gebracht wurde ich aus) Syrien
der Liebenden als Beute.
Sie hat mich setzen lassen
in ihren Baumgarten.

Sie spendet mir keinen (Wein)
am Tage des Trinkens.
Sie füllt nicht meinen Leib
mit dem Naß der Wasserschläuche.

Man wird gefunden zur Belustigung
(in einem Augenblick) des Nichttrinkens.
So wahr ich lebe, o Liebende,
es wird Dir heimgezahlt!

3
Die kleine Sykomore,
die sie mit ihrer Hand gepflanzt hat,
bewegt ihren Mund, zu sprechen.

Das Rauschen (ihrer Blätter)
(ist wie) Honigduft.
Sie ist schön. Ihr feines Geäst
grünt (neu und frisch).

Beladen ist sie mit reifen Früchten,
die röter als Jaspis sind.
Wie Türkis sind ihre Blätter.
Wie Fayence ist ihre Haut.

....
Sie holt die, welche nicht unter ihr sind, zu sich,
ihr Schatten kühlt die Luft.

Sie gibt einen Brief in die Hand eines Mädchens,
der Tochter ihres Obergärtners.
Sie läßt sie zur Liebenden eilen:
«Komm verbringe einen Augenblick unter den
Gespielinnen!»

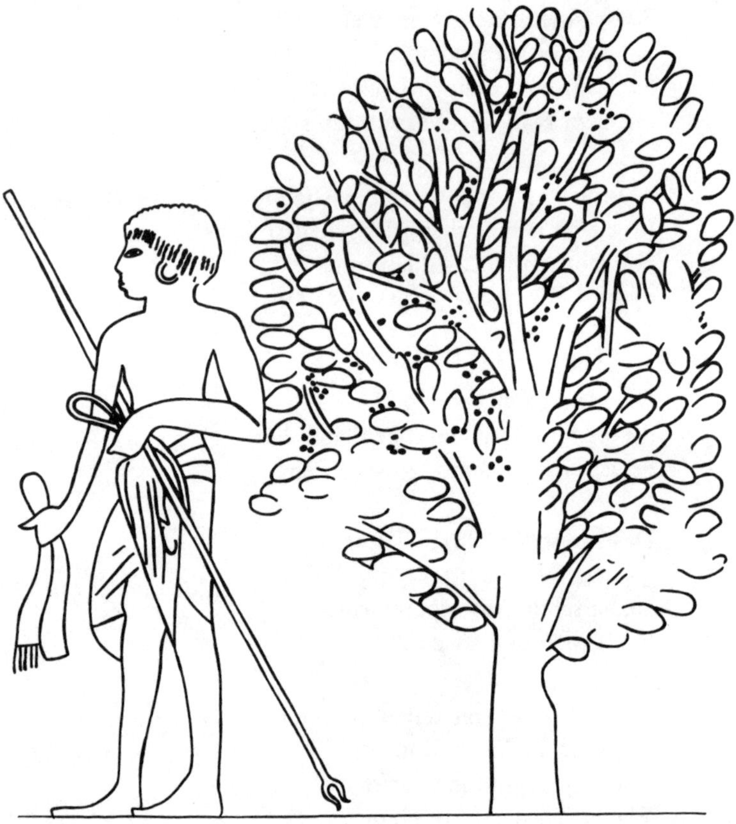

Dienerfigur. Wandmalerei im Grabe Neferhoteps in Theben (Grab Nr. 49), 18. Dynastie.

«Die Flur feiert ihren Tag.
Unter mir stehen Laube und Zelt.
Meine Gutsleute freuen sich
wie Knaben, wenn sie Dich sehen.

Laß Deine Diener Dir zuvor gesandt werden,
mit ihren Sachen beladen.

Man ist trunken, wenn man zu Dir eilt,
noch ehe man getrunken hat.

Das Gesinde ist gekommen mit seinem Haushalt
und brachte Bier jeder Art, allerlei Sorten Brot,
viele Blumen von gestern und heute,
allerlei Früchte zur Erfrischung.

Ach verbringe den Tag in schöner Weise,
morgen und (über)morgen bis zu drei Tagen,
während Du in meinem Schatten sitzst.
Ihr Freund ist zu ihrer Rechten.

Sie macht ihn trunken
und folgt dem, was er sagt,
während sich der Bierstand in Trunkenheit verwirrt,
und sie mit ihrem Geliebten zurückbleibt.

Es ergeht sich unter mir
die Geliebte in ihrem Wandel.
Ich bin verschwiegen
und verrate mit keinem Wort, was ich sehe.»[50]

Folgende Gedichte, um 1300 v. Chr. entstanden, sind von Blumen inspiriert. Die vielen Wortspiele in diesen Versen lassen sich in der Übersetzung leider nicht wiedergeben.

1
(Kornblumen),
Mein Herz ist Dir gewogen.
Ich tue Dir, was es wünscht,
wenn ich in Deinen Armen liege.

Mein Wunsch danach ist meine Augenschminke.
Erblicke ich Dich, so strahlen meine Augen.
Ich schmiege mich Dir an, damit ich Deine Liebe sehe.
Du, der Gemahl in meinem Herzen.

Überaus schön ist diese Stunde.
Möge die Stunde zur Ewigkeit anschwellen.
Seit ich mit Dir geschlafen habe,
hast Du mein Herz erhoben.

Ob es klagt oder frohlockt,
entferne Dich nicht von mir!

2
(Winden) sind in ihm,
vor denen man erhöht wird.

Ich bin Deine Geliebte, die Beste.
Ich gehöre Dir wie das Grundstück,
das ich mit Blumen bepflanzt habe
und mit allerlei süß duftenden Kräutern.

Lieblich ist der Kanal darin,
den Deine Hand gegraben hat,
uns im Nordwind zu erquicken,
ein schöner Platz zum Wandeln.

Deine Hand liegt auf meiner Hand.
Meinem Leib ist wohlgetan.
Mein Herz ist in Freude,
weil wir zusammen gehen.

Deine Stimme zu hören, ist mir Süßwein.
Ich lebe davon, sie zu hören.
Jeder Blick, mit dem ich angesehen werde,
nützt mir mehr als Essen und Trinken.

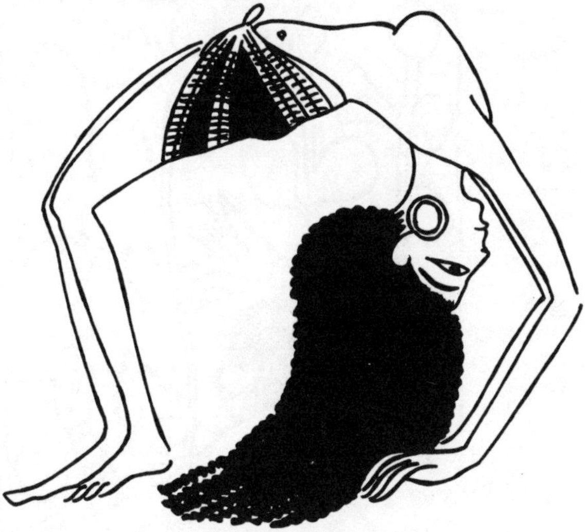

Tänzerin. Ostrakon aus Deir el-Medina, Neues Reich. Turin, Museo Egizio 7052.

3
(Mohnblumen) sind in ihm.
Ich nehme Deine Kränze.
Du bist trunken gekommen
und liegst in Deinem Zimmer.

Ich streichele Deine Füße.[51]

Um glückliche und unkomplizierte Liebe geht es in den nächsten Gedichten. Die Liebenden sind mit allen Sinnen wach, betrachten, riechen, berühren einander. Auf einem großen Ostrakon (Kalksteinsplitter) und einem kleineren dazu passenden Fragment hat der Dichter seine Worte der Nachwelt überlassen:

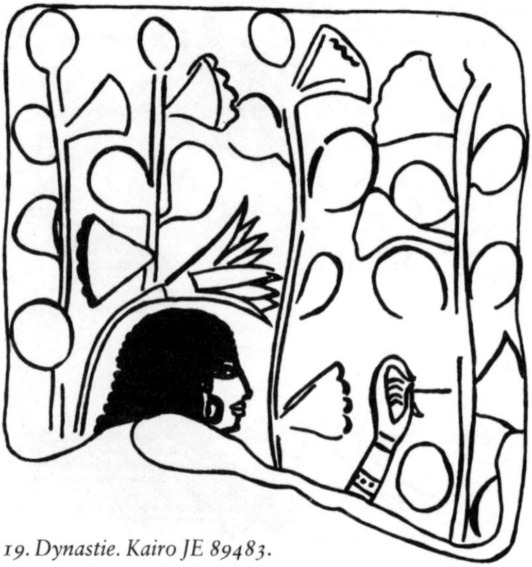

Kachel aus Fayence, 19. Dynastie. Kairo JE 89483.

Nun sehe ich, die Geliebte ist gekommen.
Mein Herz jauchzt, meine Arme sind offen, sie zu umfangen.
Mein Herz frohlockt auf seinem Platz wie für immer.
Bleib nicht fern, komm zu mir, meine Gebieterin.

Wenn ich sie umarme,
und ihre Arme um mich gebreitet sind,
ist es wie in Punt.
Es ist wie (ein Salben mit) Öl.

Küsse ich sie,
und sind ihre Lippen offen,
so frohlocke ich
auch ohne Bier.

Mein Gott, mein (Gemahl, ich komme mit) Dir.
Es ist lieblich, (zum Fluß) zu gehen.
Ich (freue mich darüber, daß Du) von mir wünschst,
hineinzusteigen und vor Dir zu baden.

Ich lasse Dich meine Schönheit sehen
im Gewand von bestem Königsleinen,
das mit Balsam getränkt
und mit Öl genetzt ist.

Ich steige in das Wasser, mit Dir zu sein,
und komme Dir zuliebe mit einem roten Fisch heraus.
Er macht sich gut auf meinen Fingern.
ich lege ihn (auf meine Brüste).

(Du), mein Mann, Geliebter,
komm und schau![52]

Mädchen, in einem Teich schwimmend, zwischen Wasserpflanzen, einem Fisch und einem Vogel. Ostrakon aus Deir el-Medina, 20. Dynastie. Turin, Museo Egizio Suppl. 9547.

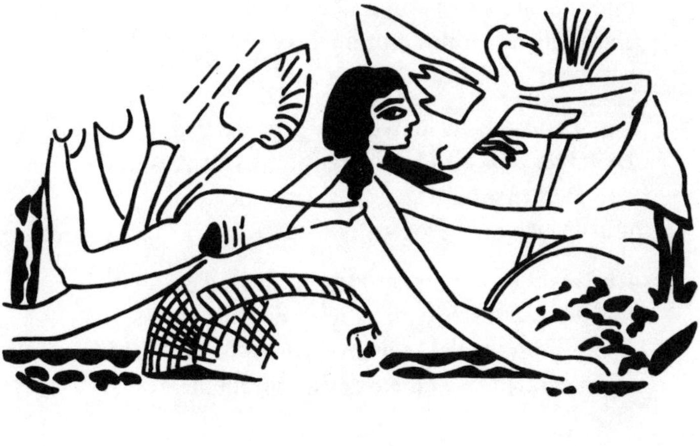

Um die Feinheiten dieses letzten Gedichts zu verstehen, muß man wissen, daß die Ägypter von leicht bekleideten Frauenkörpern fasziniert waren – an nackte oder halbnackte Leute waren sie so gewöhnt, daß dieser Anblick nichts Attraktives oder Geheimnisvolles mehr hatte. Aber eine Frau in einem feinen Leinengewand, das halb durchsichtig und naß an ihrem Körper klebte, erregte ihre Phantasie. Das Bild einer schönen Frau mit einem Fisch, der eine phallische Konnotation hat, ist voller Erotik. Vielleicht ist es das sinnlichste Liebesgedicht aus dem alten Ägypten.

Echte Liebe geht immer Hand in Hand mit der Angst, sie werde nicht erfüllt, und mit der Sehnsucht, zum Leben der Geliebten zu gehören. Davon ist in diesen aus verschiedenen Epochen stammenden Gedichten die Rede:

Das Landhaus der Geliebten,
ihre Tür in der Mitte ihres Hauses,
ihre Flügel stehen offen, ihr Riegel sprang heraus.
Die Geliebte ist zornig.

Ach würde ich zum Pförtner eingesetzt
und machte sie unwillig über mich.
Dann hörte ich ihre Stimme, wenn sie zornig ist,
ein Kind aus Schrecken vor ihr.

Du Schönster, mein Wunsch geht danach,
Deine Sachen als Deine Hausherrin zu (besorgen),
daß Dein Arm auf meinem Arme liegt,
und Dir meine Liebe zu Dir nützt.

Ich spreche zu meinem Herzen in Deinem Leibe
mit dem Wunsch (einer Liebenden):
«(Gib ihn mir als) meinen Gemahl heute nacht,
sonst bin ich wie einer, der im Grabe liegt!»

Denn bist Du nicht Gesundheit und Leben.
Wie jubelt (darüber, daß Du lebst),
wie freut sich darüber, daß Du gesund bist,
mein Herz, das Dich sucht![53]

Ach wäre ich ihre Negerin,
die ihr als Fußwäscherin dient!
Dann würde ich die Haut
ihres ganzen Leibes erblicken.

Ach wäre ich der Wäscher (ihrer Kleider)
für einen einzigen Monat.
Da (wäre ich glücklich), das Öl herauszuwaschen,
das in ihrem Kleide ist.

Ich könnte ihre (Wäsche) besorgen.
Da (würde sie mich schelten oder loben).

Fußwaschung der Wöchnerin in der Wochenlaube. Ostrakon aus Deir el-Medina, Neues Reich. Kairo IFAO 3787.

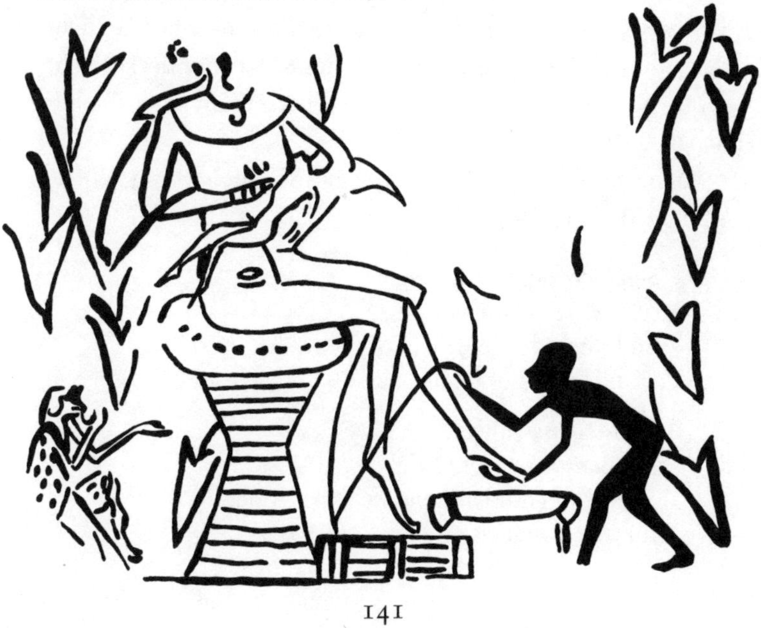

Ach wäre ich ihr Siegelring,
der an (ihrem Finger sitzt).
(Da würde sie mich hüten)
wie etwas, was ihr eine schöne Lebenszeit macht.[54]

O wär ich doch dein Spiegel,
daß du mich stets beschautest.
Könnt ich zum Kleide werden,
daß du mich immer trügest.
Zum Wasser, wenn ich würde,
um deinen Leib zu baden.
Zum Balsam, o Geliebte,
daß ich dich salben dürfte.
Zur Binde deines Busens,
Zur Perle deines Halses.
Zur Sohle möcht ich werden
damit du mich nur trätest.[55]

Das letzte Gedicht, ganz in der ägyptischen Tradition, ist aus dem Griechischen übersetzt und stammt aus einer Gedichtsammlung von Anakreon, der im 6. Jahrhundert v. Chr. lebte. Man ist versucht, darin die Übersetzung eines ägyptischen Originals zu vermuten.

Liebe hat ihre Nebenwirkungen: Verglichen mit Küssen schmeckt alles andere bitter:

Sehe ich süßen Kuchen,
schmeckt er mir wie Salz,
und auch der sehr liebliche Süßwein
ist mir wie Vogelgalle.

Deine Küsse allein
können mein Herz beleben.
Was ich gefunden habe, schenke Amun
für alle Ewigkeit.[56]

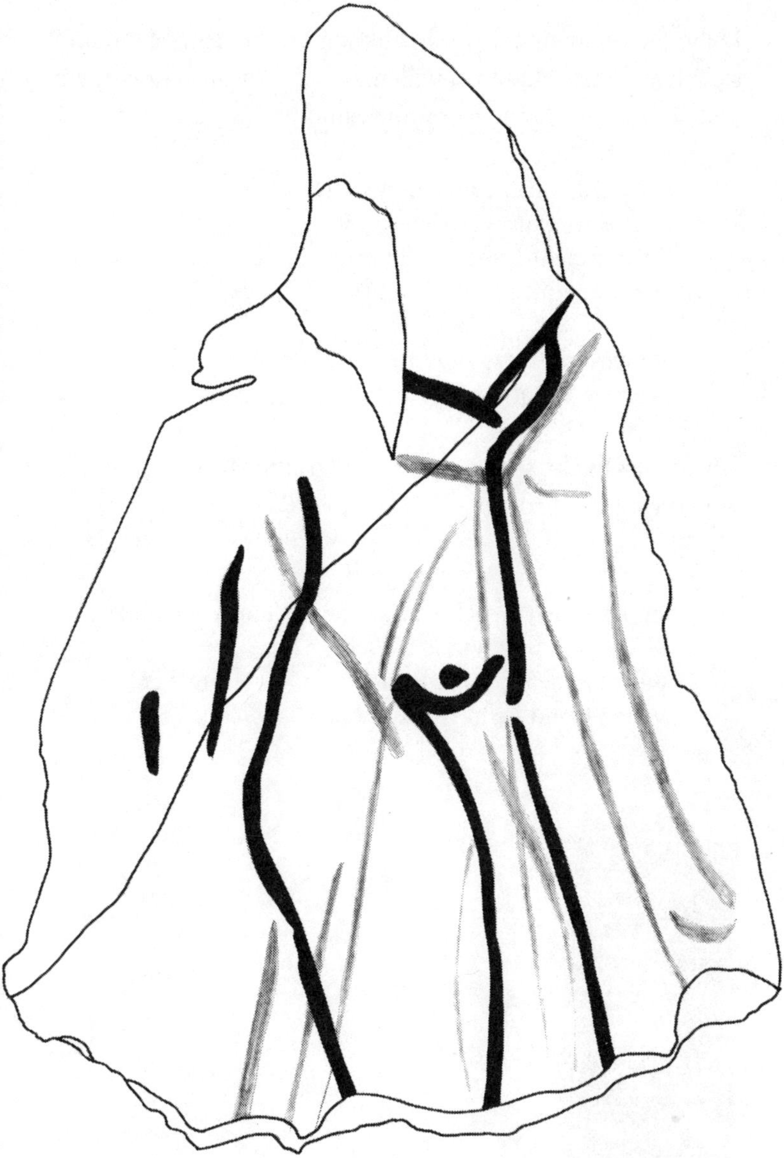

Ostrakon aus Deir el-Medina, 19. Dynastie. Turin, Museo Egizio 5639.

Liebe mag manchmal wie Krankheit erscheinen. Man kann sich den jungen Mann vorstellen, wie er sich zurückzieht, um von seiner Geliebten zu träumen und an ihr zu leiden:

Ich werde mich drinnen niederlegen
und so tun, als wäre ich krank.
Dann treten meine Nachbarn ein, nachzusehen.
Dann kommt meine Geliebte mit ihnen.

Sie wird die Ärzte überflüssig machen,
denn sie kennt meine Krankheit.[57]

Mit dem Objekt seiner Begierden zusammenzusein, ist das Wichtigste auf Erden:

(...)
Ich habe den Geliebten in seinem Zimmer gefunden.
Mein Herz war überglücklich.
Wir sagten: «Ich werde nicht von Dir fortgehen!»
Meine Hand ist in Deiner Hand!

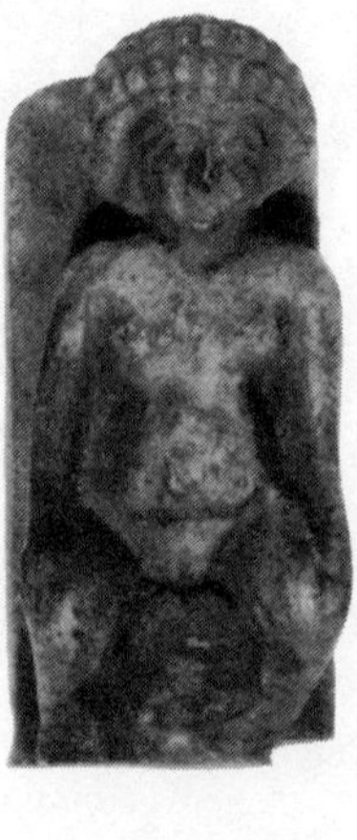

Figürchen. London, British Museum.

Ich wandle, indem ich bei Dir bin,
an jedem schönen Platze.
Er machte mich zur Ersten der Mädchen
und kränkt mein Herz nicht.[58]

Manchmal aber droht den Liebenden die Trennung – vielleicht weil die Eltern erbost sind. Nach einem Verspaar, das die Begierden des jungen Mannes erwähnt, beharrt das Mädchen:

(...)
Ich werde nicht von ihm lassen, auch wenn mich Prügel treiben;
auf daß ich den ganzen Tag im Sumpf verbringe,
zum Syrerland unter Knüppeln und Keulen,
zum Nubierland unter Stöcken,
zum Wüstenrand mit Prügeln,
zum Meeresstrand mit Ruten.

Ich werde nicht auf ihren Rat hören,
von Deinem Wunsch zu lassen![59]

Um Zank zwischen den Liebenden geht es in einem anderen Gedicht. Nach dem Rendezvous will der junge Mann nach Hause gehen, doch das Mädchen protestiert erbittert, bis ihr einfällt, wie sie ihn zurückhalten könnte:

Bin ich mit dir, so läßt du mein Herz erhoben sein.
Umarmst du mich nicht, dann liegt mein Herz still.
Erregend ist
wünschst du meine Schenkel zu betasten, meine Verwirrung.

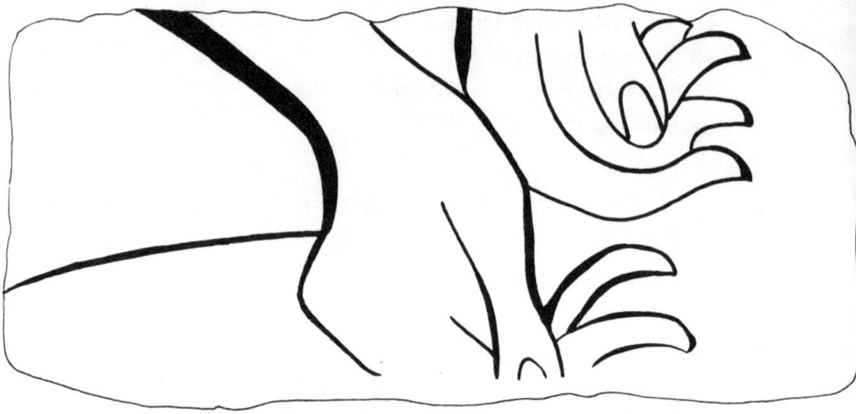

Relief von einer Kapelle Echnatons in Karnak, 18. Dynastie.

Gehst du
erinnerst du dich an Essen
bist du ein Bauchmensch?
Gehst du
denkst du an Kleider?
Ich bin die Herrin eines Lakens.
Gehst du vor Hunger, vor Durst?
Nimm dir meine Brüste
Überfluß ist für dich, Überfluß, den ich besitze.

Herrlich ist der Tag
herrlich, wenn ich umarmt werde!...[60]

Eines Tages ist dann die Liebe vielleicht zu Ende, und einer der beiden bleibt mit gebrochenem Herzen zurück:

Ich wende mein Gesicht nach dem Außentor.
Sieh, der Geliebte kommt.

Meine Augen sind auf dem Wege.
Meine Ohren hören.

Ich warte auf Pameha
und mache die Liebe zu meinem Geliebten
zu meiner einzigen Sache,
denn für ihn schweigt mein Herz nicht.

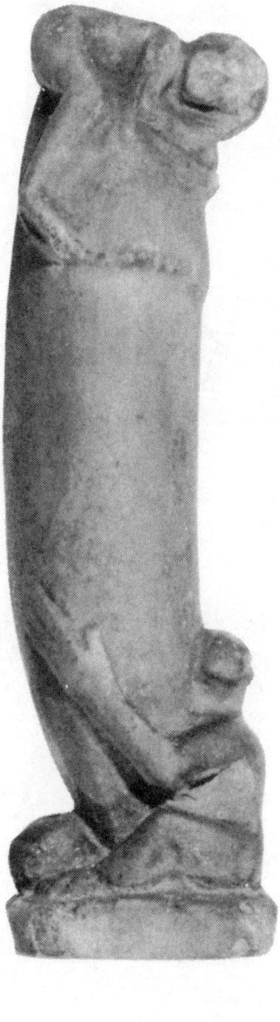

Erotisches Amulett. London, British Museum.

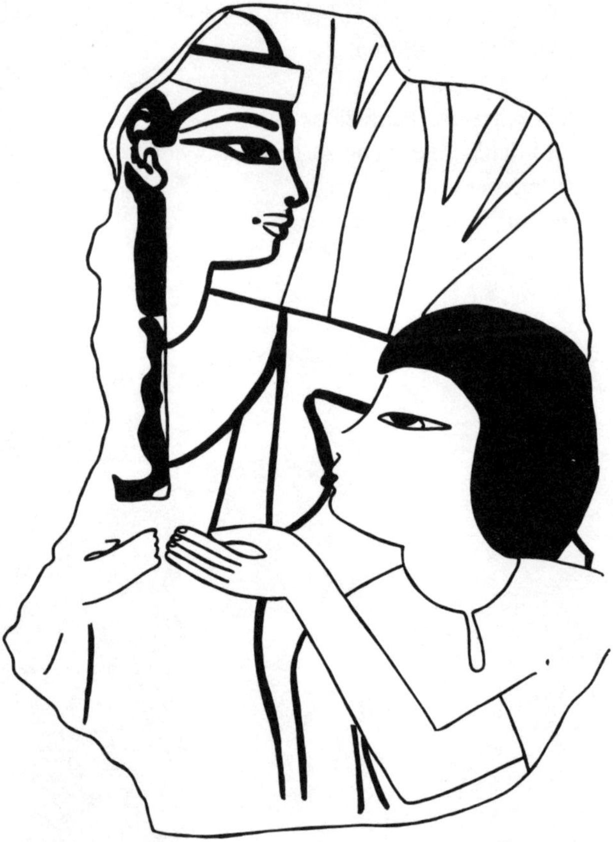

Der Verstorbene wird im Jenseits von einer Baumgöttin genährt. Wandmalerei aus einem thebanischen Grab, 18. Dynastie. Ost-Berlin, Ägyptisches Museum 18534.

Soll er mir einen Boten senden,
schnellfüßig beim Kommen und Gehen,
um mir zu sagen,
daß er mich täuscht!

Sage doch, Du hättest eine andere gefunden.
Sie tut schön vor seinen Augen.
Sollen etwa die Ränke einer anderen
mich verdrängen?[61]

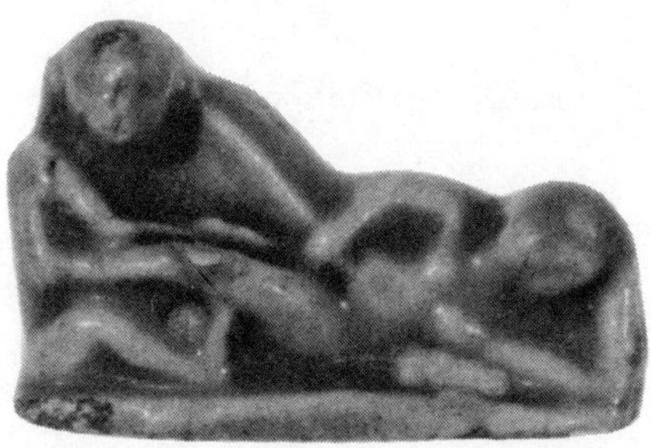

Figürchen. London, British Museum.

Lebenslehren

Lebenslehren sind eine besondere Gattung der ägyptischen Literatur. Hier gibt eine bestimmte Person Ratschläge – manchmal in präziser Absicht. Manche betreffen das Benehmen eines zukünftigen Königs, die meisten aber sind an Leute aus der oberen Mittelschicht, die königlichen Beamten, gerichtet. Viele Punkte behandeln das Verhältnis zwischen den Geschlechtern und raten den Männern, wie sie sich Frauen gegenüber benehmen sollen. In Ägypten wie anderswo gab es drei Kategorien von Frauen: Ehefrauen, Mütter und Prostituierte. Viele Ratschläge hätten auch in der heutigen westlichen Gesellschaft Geltung – und sie geben ein Bild von der Beziehung zwischen den Geschlechtern in alter Zeit.

Durch die Jahrhunderte wurden die Weisheitstexte in den Schreiberschulen kopiert. Ein Brief aus der Ramessiden-Zeit läßt erahnen, wie die angehenden Schreiber ihre Aufgabe zu verstehen hatten:

> Die ausgebildeten Schreiber machten sich selber keine Bronze-Pyramiden. Weisheitsbücher wurden ihre Pyramiden, und die Schreiberbinse war ihr Kind. Die Oberfläche des Steines war ihre Frau ...[62]

Die Lehre des Ptahhotep

Diese Texte sind auf einer Anzahl Papyri überliefert. Die älteste Rolle stammt aus der Zeit um 1900 v. Chr. Der Autor

Detail der Statuengruppe von Tenti (mit plissiertem Schurz) und seiner Gemahlin (mit enganliegendem Kleid), 5. Dynastie. West-Berlin, Ägyptisches Museum 12547.

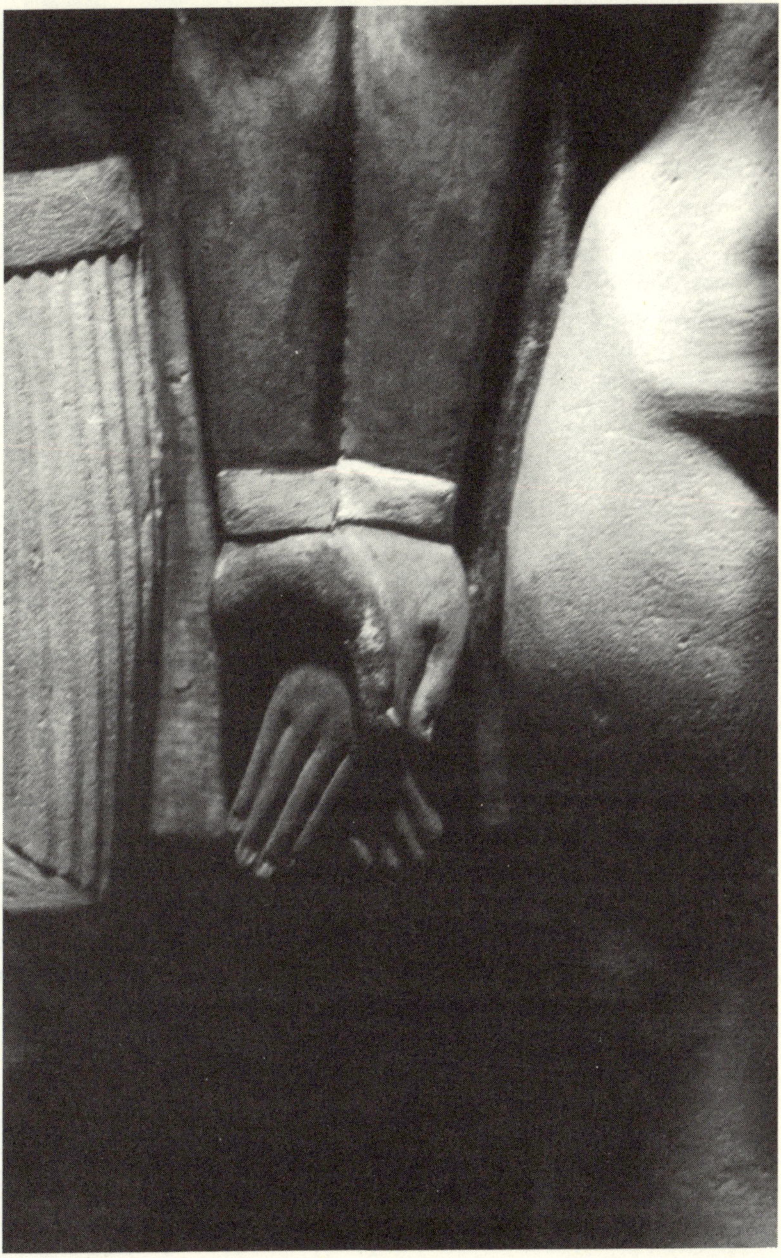

soll Ptahhotep sein, der etwa 600 Jahre früher gelebt hat. Einer seiner Ratschläge hinsichtlich dessen, was ein Mann unterlassen sollte, ist auf Seite 102 zitiert worden. Stattdessen empfiehlt Ptahhotep das folgende:

> Wenn du dich selbst ernähren kannst und einen Hausstand gründest,
> dann heirate eine Frau nach der Ordnung.
> Fülle ihren Leib (mit Speise) und pflege ihre Haut;
> das Pflegemittel für ihren Körper ist Salböl.
> Sie ist ein nützlicher Acker für ihren Herrn.[63]

Die Lehre des Ani

Um 1450 v. Chr. verfaßte der Schreiber Ani eine Lebenslehre für seinen Sohn. Die erhaltenen Manuskripte sind allerdings 200 Jahre jünger.

> Nimm dir eine Frau, solange du jung bist,
> sie soll dir einen Sohn bringen
> und Kinder bekommen, solange du noch ein junger Mann bist.
> Lehre du ihn (deinen Sohn) dann, ein Mann zu werden.
> Glücklich der Mann, der viele Kinder hat,
> er wird entsprechend seiner Kinderschar geachtet.
>
> Hüte dich vor einer fremden Frau,
> die niemand in ihrer Stadt kennt.
> Starre ihr nicht nach, wenn sie vorbeigeht,
> erkenne sie nicht fleischlich.
> (Sie ist) ein tiefes Wasser, dessen Strömung man nicht kennt.

Eine Frau, die fern von ihrem Mann ist,
«Ich bin glatt», sagt sie wohl täglich zu dir,
wenn sie keinen Zeugen hat.
So stellt sie ihre Fallen auf;
aber es ist ein großes todeswürdiges Verbrechen,
wenn es herauskommt,
weil ihr Mund es nicht hat behalten können.

Du sollst nicht deine Frau in ihrem Hause beaufsichtigen,
wenn du weißt, daß sie tüchtig ist.
Sage nicht: «Wo ist denn das? Bring es her!»
wenn sie es an die richtige Stelle getan hat.
Laß sie dein Auge beobachten und schweige,
dann wirst du ihre Geschicklichkeit kennenlernen.
Welche Freude, wenn sie dann deine Hand empfängt!
Jeder, der eine Familie gründen will,
muß sein hitziges Temperament zügeln.
So geh also nicht (immer) hinter der Frau her
und vermeide, daß sie dich (deswegen) tadelt.[64]

Die Lehre des Anchscheschonqi

Der Autor dieser Textsammlung, ein Priester, verfaßte die Lehre im Gefängnis; er wurde verdächtigt, gegen den König konspiriert zu haben. Das Manuskript wurde kurz vor Beginn unserer Zeitrechnung geschrieben; Anchscheschonqi hatte aber mehrere Jahrhunderte früher gelebt.

Schicke keine gemeine Frau in einer deiner Angelegenheiten;
sie wird sich nur um ihre eigenen Sachen kümmern.

Nimm nicht eine Frau zu dir, deren Ehemann noch lebt, damit er nicht dein Feind wird.

Laß deine Frau dein Vermögen sehen, aber vertrau es ihr nicht an.

Öffne dein Herz nicht deiner Frau; was du ihr gesagt hast, gehört der Straße.

Öffne dein Herz nicht deiner Frau oder deinem Diener. Öffne es deiner Mutter, sie ist eine diskrete Frau.

Eine Frau belehren heißt einen Sandsack füllen, der an der Seite aufgeschlitzt ist.

Was sie heute mit ihrem Mann macht, treibt sie morgen mit einem anderen.

Nimm dir keinen Knaben zum Freund.

Wenn ein Mann nach Parfüm riecht, dann tut seine Frau vor ihm wie ein Äffchen.

Wenn ein Mann leidet, dann ist seine Frau eine Löwin vor ihm.

Nimm dir keine Freiheiten heraus gegen eine Frau, deren Mann dir gehorchen muß.

Eine Frau, die geliebt war, ist völlig verlassen, wenn sie verlassen wird.

Gib einer klugen Frau 100 Silberstücke, aber nimm keine 200 von einer törichten.

Freu dich nicht über die Schönheit deiner Frau – ihr Herz gehört dem, der mit ihr schläft.

Liebe keine verheiratete Frau.
Wer eine verheiratete Frau liebt, wird auf deren Schwelle umgebracht.

Ein Mann ist beim Beischlaf besser als ein Esel; nur seine Börse ist es, die ihn zurückhält.

Liegt einer Frau nichts an der Habe ihres Mannes, so hat sie einen anderen im Sinn.

Eine schlechte Frau hat keinen Ehemann.

Weitere Weisheitstexte

Eine Papyrusrolle in Leiden enthält eine Reihe von Weisheitstexten, die im ersten Jahrhundert n. Chr. geschrieben, aber

Figürchen aus Fayence. London, British Museum. (Photo: British Museum)

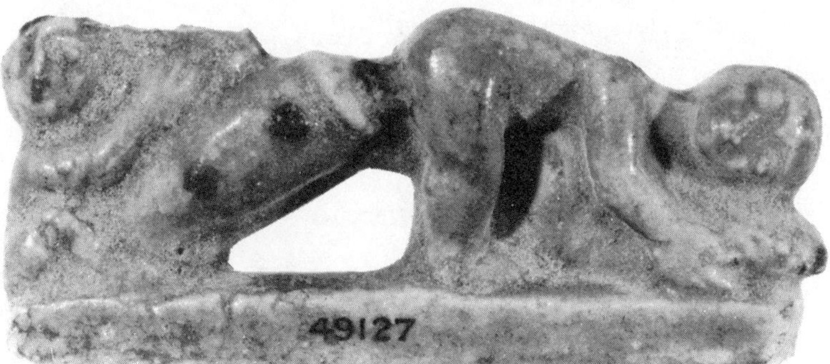

mindestens hundert Jahre früher verfaßt worden sind. Der Anfang und auch der Name des Autors fehlen. Fragmente des gleichen Texts sind in Kopenhagen aufbewahrt (P. Insinger und P. Carlsberg).

Geselle dich nicht [einer Frau], die mit einem Höhergestellten verkehrt, als du es bist.
Wenn sie schön ist, löse deinen Namen vollends von ihr.

Mancher mag Geschlechtsverkehr nicht und gibt doch alles, was er übrig hat, für Frauen aus.

Leid kann auch über einen Weisen kommen wegen einer Frau, die er liebt.

Wer sich wohlverhält mit seinem Bauch und zurückhaltend mit seinem Phallus, den trifft keine Verachtung.

Der Tor, der auf eine Frau sieht, ist wie eine Fliege am Blut.

Seine Lust zur Unzucht schadet seiner Lebensweise.

Wenn eine Frau schön ist, dann zeige, daß du [es, nämlich das Herz] meistern kannst.

Eine schöne Frau, die nicht einen anderen Mann aus ihrer Sippe geliebt hat, ist eine weise Frau.

Frauen, die auf dem beschriebenen Weg gehen, sind selten schlecht.

Manche füllt ihr Haus mit Reichtum, ohne daß sie ein Einkommen hat.

Manche vergessen (ihre eigene) Frau, wenn sie jung sind, weil sie eine andere Frau lieben.

Das ist keine gute Frau, die von einem anderen gerühmt wird.

In den Frauen wirken auf Erden der gute Dämon und der böse Dämon.

Den jungen Mann, [der] nicht wegen seines Bauches verdorben ist, trifft kein Vorwurf,
und der, der mit seinem Geschlecht in Ordnung ist, dessen Name ist nicht anrüchig (wörtl.: stinkt nicht).

Man lernt das Herz einer Frau nie kennen, sowenig wie den Himmel.

Einen Dummkopf, der keine Arbeit hat, den läßt sein Phallus nicht in Ruhe.

Der, für den 60 Jahre vorbei sind, für den ist alles vorbei.
Wenn sein Herz den Wein liebt – er kann nicht mehr bis zur Trunkenheit trinken.
Wenn er das Essen liebt – er kann nicht mehr so essen wie gewohnt.
Wenn sein Herz eine Frau wünscht – der Augenblick für sie kommt nicht [mehr].

Wein, Weib und Essen erfreuen das Herz.
Wer sie genießt ohne viel Aufhebens, wird in der Öffentlichkeit nicht getadelt.
Wer eines von ihnen entbehrt, ist ein Feind seines Körpers.

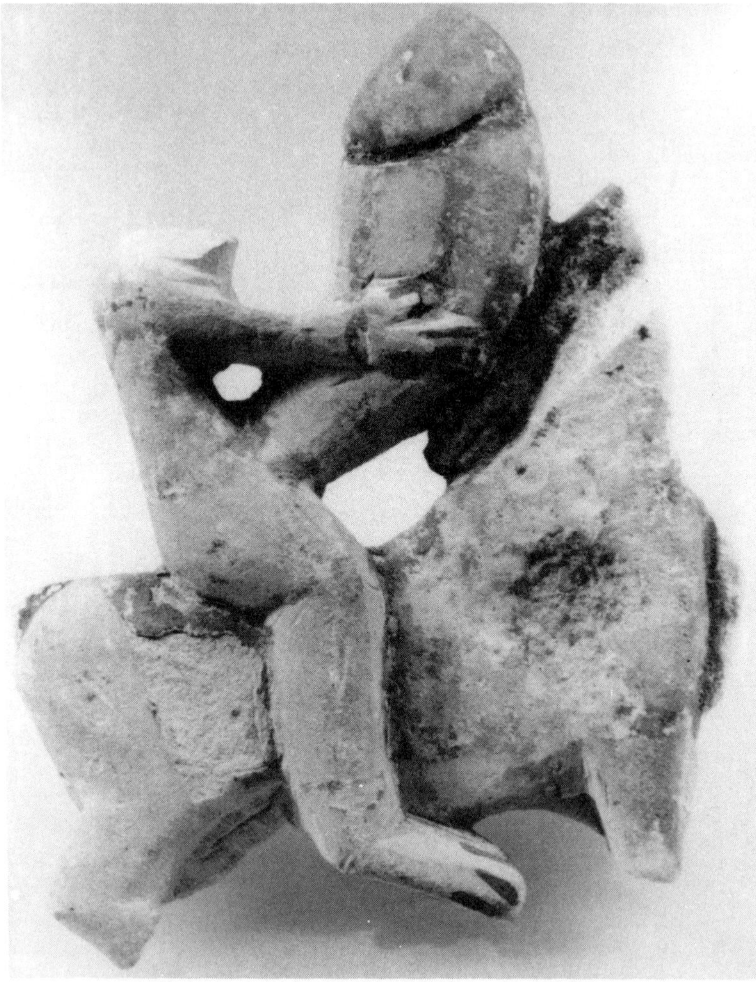

Phallische Figur auf einem Pferderücken, aus Saqqara. (Photo: Egypt Exploration Society)

Kalender und Traumbücher

Die Lebenslehren zeigten, wie man sich ganz allgemein in der Gesellschaft zu benehmen hatte. Es gab aber auch Werke, die spezifischere Ratschläge erteilten: etwa wie man sich in einer fremden Stadt, wo andere Sitten und Gebräuche herrschten, aufzuführen hatte, oder was an bestimmten Tagen zu tun oder zu lassen war. Hatte jemand einen besonderen Traum gehabt, fand er die Deutung in Traumbüchern.

Ein in Tanis, einer Stadt im Nildelta, gefundener Papyrus zählt die Verbote auf, die in verschiedenen Städten an verschiedenen Tagen des Jahres in Kraft waren – ein sehr nützlicher Reiseführer. Am 23. Tag des dritten Überschwemmungsmonats (9. Oktober) galt ein sexuelles Tabu: 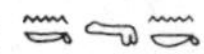 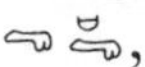, was man übersetzen kann mit «Unzucht treiben mit einem männlichen oder weiblichen Unzüchtler», das heißt Geschlechtsverkehr haben mit weiblichen oder männlichen Prostituierten. Eine ähnliche Inschrift steht auf einer Wand des Tempels von Edfu in Oberägypten: «Geschlechtsverkehr mit einer Prostituierten haben, im ganzen Land.[67]»

Für die Tagewählerei gab es Kalender mit Glück und Unglück verheißenden Tagen. Sie betreffen meist Alltägliches; nur wenige Eintragungen behandeln sexuelle Angelegenheiten. Auf einem Papyrus steht folgendes:

> Tag 7, 1. Monat des Winters (= 22. November). Sehr schlecht. Verkehre mit keiner Frau geschlechtlich vor dem Horusauge (d. h. der Sonne). Erhalte das Feuer, das in deinem Hause ist, und laß es lodern an diesem Tag.
> Tag 5, 2. Monat des Sommers (= 22. August). Sehr schlecht. Geh an diesem Tag nicht aus deinem Haus. Umarme keine Frau. An diesem Tag wurde die Neunheit

erschaffen. Der Gott Month ruhte an diesem Tag. Wer an diesem Tag geboren ist, wird während des Geschlechtsverkehrs umkommen[68].

Zwei Traumbücher aus dem alten Ägypten haben die Jahrtausende überlebt. Das eine ist für Männer geschrieben, das andere für Frauen. Zu Beginn des Traumbuches für Männer, das aus der Zeit um 1175 v. Chr. stammt, heißt es: «Wenn ein Mann sich im Traum sieht ...» Danach folgt eine Aufzählung von Träumen, von denen einige erotischen Inhalts sind:

... daß sein Phallus lang wird: Gut. Das bedeutet, daß sich sein Besitz vermehren wird.
... daß er mit seiner Mutter geschlechtlich verkehrt: Gut. Seine Angehörigen werden sich ihm anschließen.
... daß er mit seiner Schwester geschlechtlich verkehrt: Gut. Das bedeutet, daß er erben wird.
... daß er mit einer weiblichen Springmaus geschlechtlich verkehrt: Schlecht. Ein Urteil wird über ihn gesprochen werden.
... daß er mit einer verheirateten Frau geschlechtlich verkehrt: Schlecht. Das bedeutet Trauer.
... daß er seinen Phallus erigiert sieht: Schlecht. Das bedeutet Sieg für seine Feinde.
... daß er mit einer Weihe geschlechtlich verkehrt: Schlecht. Das bedeutet, daß ihm seine Habe weggenommen werden wird.
... daß er seine Geschlechtsteile rasiert: Schlecht. Das bedeutet Trauer.
... daß er die Vulva einer Frau sieht: Schlecht. Das schlimmste Elend über ihn!
... daß er mit einem Schwein geschlechtlich verkehrt: Schlecht. Er wird seinen Besitz verlieren.
... daß er mit seiner Frau in der Sonne geschlechtlich verkehrt: Schlecht. Sein Gott wird seine Untaten sehen[69].

Das Traumbuch für Frauen stammt aus dem 2. Jahrhundert n. Chr. Die Tradition der Traumbücher reicht aber, wie gesagt, viel weiter zurück. Die Papyrusrolle ist etwas beschädigt, doch sind die Überschrift und einige interessante erotische Zusammenstellungen erhalten.

Die Arten von Geschlechtsverkehr, wovon geträumt wird, wenn eine Frau davon träumt:

Wenn eine Frau mit ihrem Gatten verheiratet ist, wird sie vernichtet werden, wenn sie (ihn) umfängt, wird sie Kummer haben.
Wenn eine Maus mit ihr geschlechtlich verkehrt, wird ihr Gatte ihr ... geben.
Wenn ein Pferd mit ihr geschlechtlich verkehrt, wird sie gegen ihren Gatten gewaltsam sein.
Wenn ein Bauer mit ihr geschlechtlich verkehrt, wird ein Bauer ihr ... geben.
Wenn ein Esel mit ihr geschlechtlich verkehrt, wird sie für eine große Sünde gestraft werden...
Wenn ein Ziegenbock mit ihr geschlechtlich verkehrt, wird sie schnell sterben.
Wenn ein Widder mit ihr geschlechtlich verkehrt, wird Pharao ihr Gutes tun.

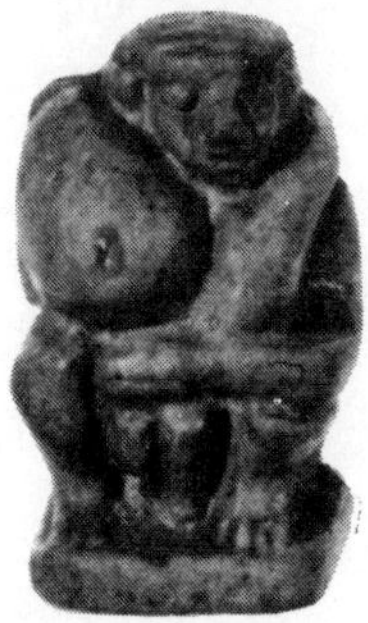

Erotisches Amulett. London, British Museum.

Wenn ein ...-Tier mit ihr geschlechtlich verkehrt, wird ein Schicksal des Elendes sie treffen.
Wenn ein Wolf mit ihr geschlechtlich verkehrt, wird ein Handwerker ihr Gutes tun.
Wenn ein Löwe mit ihr geschlechtlich verkehrt, wird sie Schönes sehen.
Wenn ein Krokodil mit ihr geschlechtlich verkehrt, wird sie schnell sterben.
Wenn eine Schlange mit ihr geschlechtlich verkehrt, wird sie einen Gatten haben, der streng zu ihr wird, und sie wird krank werden.
Wenn ein Pavian mit ihr geschlechtlich verkehrt, wird sie Menschen Gutes tun...
Wenn ein Ibis mit ihr geschlechtlich verkehrt, wird ihr ein gut ausgestattetes Haus zuteil werden.
Wenn ein Falke mit ihr geschlechtlich verkehrt, wird ... Schicksal ihr und ihrem ... geschehen.
Wenn ein ... -Vogel mit ihr geschlechtlich verkehrt, wird eine Feindin Besitz erhalten.
Wenn eine verheiratete Frau mit ihr geschlechtlich verkehrt, wird sie ein Schicksal des Elendes erleben, ein Kind von ihr wird ...
Wenn ein Libyer mit ihr geschlechtlich verkehrt, wird sie ihren Gatten nehmen, und man wird sie tot finden...
Wenn ein Syrer mit ihr geschlechtlich verkehrt, wird sie weinen, denn sie wird ihre Sklaven mit ihr geschlechtlich verkehren lassen.
Wenn ein Fremdling (?) mit ihr geschlechtlich verkehrt, wird sie weinen, (denn) sie wird falsch schwören und sie wird freundlich sein zu jedem, der zu ihr kommen wird, und ihr Gatte wird sich eine andere Frau nehmen[70].

Zaubertexte

Viele Aspekte des Sexuallebens sind in Geschichten, Tatsachenberichten und Gedichten überliefert. Aber nicht jeder hatte beim Werben und Lieben Glück. Dem konnte man vielleicht nachhelfen oder – wenn es sich um einen Feind handelte – die Angelegenheit verderben: Seit Urzeiten hat der Mensch mit Magie auf das Erotische einzuwirken versucht. Für die alten Ägypter besaß jedes Bild eine magische Kraft, die im Alltag wie auch im Jenseits aktiv war. So etwa gab man dem Verstorbenen eine Konkubinenfigur mit ins Grab, die seine Manneskraft stimulieren und seine Wiedergeburt sichern mußte. Hatte ein Ägypter noch im Diesseits Mühe mit der Manneskraft, so ließ sich bestimmt etwas dagegen finden. Ein Papyrus vom Ende des Mittleren Reiches (um 1700 v. Chr.) schreibt den folgenden Brei als Mittel gegen Impotenz vor:

> Kühlen der Gefäße, Steifmachen von Weichheit:
> Blätter von Christdorn 1; Blätter der Dornakazie 1; Honig 1; werde zerkleinert in diesem Honig, werde damit verbunden vier Tage[71].

Erotisches Amulett. London, British Museum.

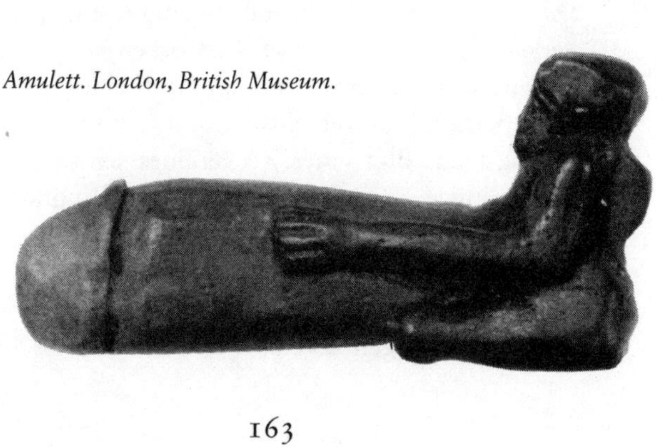

Medizinische Behandlung wurde oft durch Zaubersprüche ergänzt. Auf einem Papyrus aus der Zeit um 1000 v. Chr. findet man Rezepte für Liebestränke. Leider ist er sehr bruchstückhaft. Eines der Mittel hatte man zusammen mit einem Zauberspruch anzuwenden, das sehr passend auf Chnum anspielte – eine der Schöpfergottheiten, allerdings nicht mit seinem Phallus, sondern auf einer Töpferscheibe Leben erzeugend.

> Heil dir, großer (?) Gott, der du die *pat*-Menschen hervorgebracht hast, Chnum, der du die *rechit*-Menschen erschaffen hast. Mögest du die Öffnung jeder Vulva prüfen (?) ... sei aufgerichtet, sei nicht weich, sei stark, sei nicht schwach ... Du stärkst deine Hoden (?) mit Seth, dem Sohn der Nut. Zu rezitieren über ... nachdem das Glied damit gesalbt wurde[72].

Aus jüngerer Zeit stammen besser erhaltene Sprüche, die aber ebenfalls auf frühere Epochen zurückgehen. Ein Papyrus aus dem 3. Jahrhundert n. Chr. enthält ein Rezept für verschiedenartige Aphrodisiaka.

> *Ein Liebestrank.*
> Du nimmst ein wenig Schuppen vom Kopf eines Mannes, der eines gewaltsamen Todes gestorben ist, zusammen mit sieben Gerstenkörnern, die im Grab eines Verstorbenen begraben sind; du zerreibst das mit 10 *oipe* Apfelkernen; du fügst das Blut einer Zecke eines schwarzen Hundes hinzu, sowie einen Tropfen Blut vom Ringfinger deiner linken Hand und deine Samenflüssigkeit. Du zerreibst es zu einer kompakten Masse, gibst es in eine Weinschale und gibst 3 *uteh* von den ersten Früchten hinzu, von denen du noch nicht gekostet hast und die noch nicht für das

Opfer verwendet worden sind. Du sprichst diese (erwähnte) Formel siebenmal darüber und gibst der Frau davon zu trinken. Und du bindest die Haut der oben erwähnten Zecke in ein Stück Leinen und bindest es um deinen linken Arm.

Wie man eine Frau dazu bringt, ihren Mann zu lieben.
Du zerstößt Akaziensamen mit Honig, du reibst damit deinen Penis ein und schläfst mit der Frau.

Wie man eine Frau dazu bringt, den Beischlaf zu lieben.
Du reibst deinen Penis mit dem Schaum vom Maul eines Hengstes ein und schläfst mit der Frau.

Wie man einen Mann von einer Frau trennt und eine Frau von ihrem Mann.
«Wehe, wehe! Feuer, Feuer! Geb hat sich in einen Stier verwandelt und hat wiederholt mit der Tochter seiner Mutter Tefnut geschlafen. Da wurde das Herz seines Vaters zornig gegen ihn. Der Zorn dessen, dessen Seele

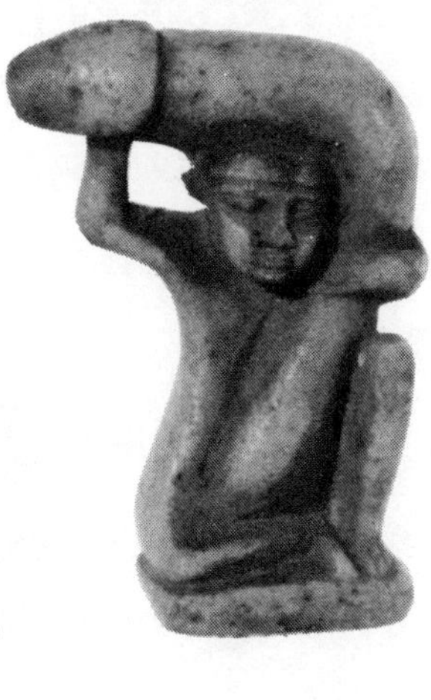

Erotisches Amulett. London, British Museum.

eine Flamme und dessen Leib eine Säule ist, erfüllte die Erde mit Feuer, so daß die Berge Feuer spuckten. Der Zorn jedes Gottes und jeder Göttin... komme über NN den Sohn von, NN und über NN, die Tochter von NN, Gebt Feuer in sein Herz und Flammen in sein Schlafgemach! Schürt ohne Unterlaß das Feuer des Hasses in seinem Herzen, bis er NN, die Tochter von NN, aus seinem Haus vertreibe. Möge sie in seinem Herzen verhaßt sein, möge sie in seinen Augen widerwärtig sein! Veranlaßt für ihn, daß ständig Streit, Gezänk, Feindschaft und Beschuldigung zwischen ihnen seien, bis sie sich voneinander trennen und nie wieder versöhnen!»
Gummi..., Myrrhe; du fügst Wein dazu und gibst es in eine Figur des Gottes Geb mit einem Szepter in der Hand[73].

Zweitausend Jahre früher wendete eine Frau ein etwas weniger dramatisches Mittel an, um sich an einer Rivalin zu rächen: ein Papyrus aus der Zeit um 1700 v. Chr. enthält Rezepte gegen zu viel Haar. Eines davon hat einen nicht ganz alltäglichen Zweck:

Erotisches Amulett. London, British Museum.

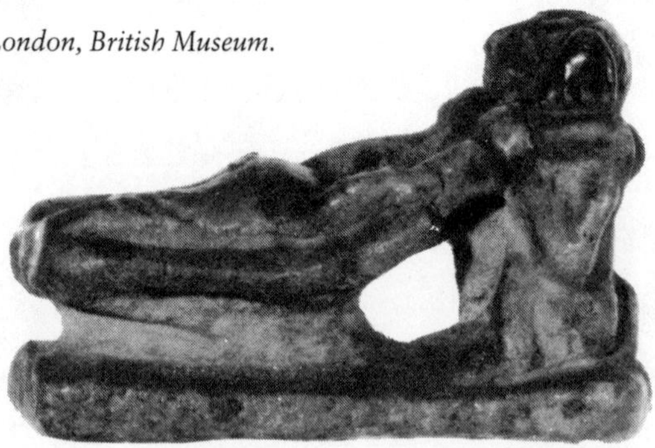

> Ein anderes Mittel für das Veranlassen, daß das Haar ausgeht:
> Lotusblatt; werde zerkocht, werde gegeben in Öl/Fett; werde gegeben an den Kopf der Verhaßten[74].

Erotische Aktivitäten im Jenseits regte man an, indem man Beschreibungen idealer Situationen rezitierte oder den entsprechenden Text dem Toten in den Sarg legte. Im Alten Reich machte sich der König auf seinen Reisen im Jenseits die Pyramidentexte zunutze, die an die Wände der Grabkammer in der Pyramide geschrieben waren. Der König sollte sich mit Isis vereinigen:

> Zu dir kommt deine Schwester Isis, froh der Liebe zu dir.
> Du hast sie auf deinen Phallus gesetzt,
> damit dein Same hervorgehe (aufsteigt) in sie, indem er scharf ist (der scharfe), als Sothis*[75].

Im Mittleren Reich, also zwischen 2133 und 1786 v. Chr., gab man solche Texte Privatpersonen in den Sarg bei. Einer dieser Sargtexte lautet:

> Was jeden Mann betrifft, der diesen Spruch kennt: er wird zum Geschlechtsverkehr fähig sein auf dieser Erde, tags und nachts, und das Herz einer Frau wird zu ihm kommen, jedesmal wenn er geschlechtlich verkehrt[76].

Ein weiterer Text aus dieser Zeit erwähnt den «Phallus des Baba», der zum Schutz des Dahingeschiedenen beschafft werden mußte:

* *Wieder ein Wortspiel: spd – scharf, tüchtig; spdt – Sothis (Sirius).*

Ich habe dir jenen Phallus des Baba gebracht,
der jubelt und jauchzt vor dem Kälbchen.
«Worauf soll ich ihn befestigen?»
Auf den Schenkeln, wo sich die Beine spreizen[77].

Dieser Baba war ein Gott und lebte mit der Götterneunheit, galt jedoch als ihr Enfant terrible, denn er widersetzte sich selbst dem mächtigen Sonnengott. Als er einmal Thot, dem Gott der Magie, nicht gehorchte, sollte er das bald bereuen:

Wieder begann Baba Schlechtes zu reden über Thot, und Thot ging auf ihn los. Als er (Baba) mit einer gewissen Frau schlief und ruhte, salbte Thot seinen (Babas) Phallus und sprach Zaubersprüche gegen ihn aus. So bemächtigte er sich seines Phallus' in der Vulva dieser Frau. Er (Baba) aber wußte nicht, daß sein Phallus weggenommen worden war. Da rief Thot die große und die kleine Neunheit an und zeigte sie (Baba und die Frau) ihnen. Da sprach Re: «Du hast verloren, Baba!» Und Thot sagte zu ihm: «Du Großer, deine Hoden sind weit weg!» Da ging er (Baba), mit seinen Waffen versehen, gegen Thot los. Aber Thot sprach seine Zaubersprüche gegen ihn aus. Da nahm er

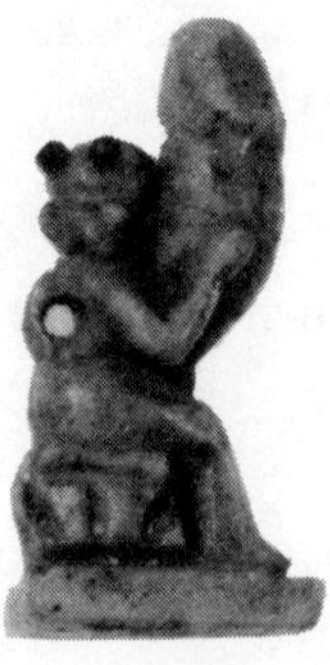

Erotisches Amulett. London, British Museum.

(Baba) seine Bronze-Waffe und schlug sie sich gegen seinen eigenen Kopf. Die Götter sagten: «Seine Waffe ist in ihm.» So kam es, daß sein Name *chefti* bis heute besteht. Es wurde gesagt: «Bestrafe ihn, Re!» So sprachen die Götter. Da gab Re Baba in Thots Gewalt, und Thot tötete ihn an der Schlachtstätte Res[78].

Eine erotische Bildgeschichte

Eines Tages ums Jahr 1150 v. Chr. saß in Theben in Oberägypten ein Zeichner über einer Papyrusrolle und war eifrig an der Arbeit. Zuerst zeichnete er Illustrationen zu Tiergeschichten, die er kannte. Als er fertig war, zog er von oben bis unten einen Strich und begann mit einem neuen Thema. War's die Darstellung einer Geschichte, die man sich in der Stadt erzählte? Vielleicht stimmte sie auch, vielleicht hatte sie sich wirklich so zugetragen? Vielleicht waren die Figuren lebende Personen, die er hätte mit Namen nennen können?

Eines ist sicher: nachdem die Papyrusrolle 3000 Jahre später wieder aufgetaucht war, gaben diese erotischen Zeichnungen Anlaß zu vielen Fragen und Antworten. Irgendwann hat ein Schreiber versucht, sich vorzustellen, was da vor sich ging, und einen Dialog erfunden, den er in die Zwischenräume schrieb. Und doch geben diese Texte – auch die halbwegs intakten – keinen Anhaltspunkt dafür, was hier wirklich gemeint sein könnte.

Unter anderem hat man angenommen, es könnte sich um die Liebesabenteuer eines Priesters des Gottes Amun und einer thebanischen Dirne handeln. Möglich auch, daß hier Szenen aus einer höheren Sphäre, nämlich der Welt der Götter, dargestellt sind. Andere wiederum wollten im männlichen Protagonisten den König jener Epoche sehen, in der der Papyrus entstanden ist.

Die Zeichnungen sind von ähnlicher künstlerischer Qualität wie die Skizzen auf den Kalksteinsplittern aus dem Arbeiterdorf Deir el-Medina. Es läßt sich durchaus denken, daß die – bekannten – lockeren Sitten des Dorfes den

Zeichner der Papyrusrolle inspiriert haben – wobei bestimmt auch andernorts solche Zustände herrschten.

Betrachtet man die Bilder, so zeigt sich, daß es sich um verschiedene Männer handelt: nicht nur unterscheiden sich ihre Gesichtszüge, sondern einer hat auch mehr Haare als die anderen, die eher glatzköpfig sind. Außerdem haben alle einen anderen Bart. Ihnen gemeinsam ist das einfache Gewand, nämlich ein lose um die Hüften geknüpftes Tuch. All das deutet auf Männer aus der unteren Schicht: Diener, Feldarbeiter und Handwerker.

Was die Mädchen auf dem Bild betrifft, so könnte es ein einziges mit verschiedenen Perücken sein, doch wahrscheinlich sind mehrere Frauen beteiligt. Da und dort schmückt eine Lotusblume eine Perücke, sonst aber tragen die Mädchen nichts außer einem Hüftgürtel, Halsbändern, Armreifen und natürlich Augen- und Lippenschminke, die sich eine eben mit einem Stäbchen aufträgt.

Das Fest findet drinnen statt, dem Raum fehlt nichts, was zu einer erotischen Atmosphäre gehört. In einem separaten Zimmer steht ein Bett, und für mehr Komfort liegen Kissen auf dem Boden und auf Hockern. Eine Lyra wartet darauf, daß die Mädchen einen Augenblick Zeit zum Singen haben. Auch das Sistrum, die der Liebesgöttin Hathor geweihte Rassel, hat jemand mitgebracht. Die Krüge sind mit Wein und Bier gefüllt, und schaut man genau hin, so sieht man Gegenstände, die das Vergnügen noch steigern können. Fast alle Personen sind in irgendeiner Form an einem Liebesakt beteiligt, was den Schluß nahelegt, daß hier ein Blick hinter die Kulissen eines Bordells in Deir el-Medina gewährt wird. Und dank den Bemühungen des Schreibers kann man auch die Konversation teilweise mithören.

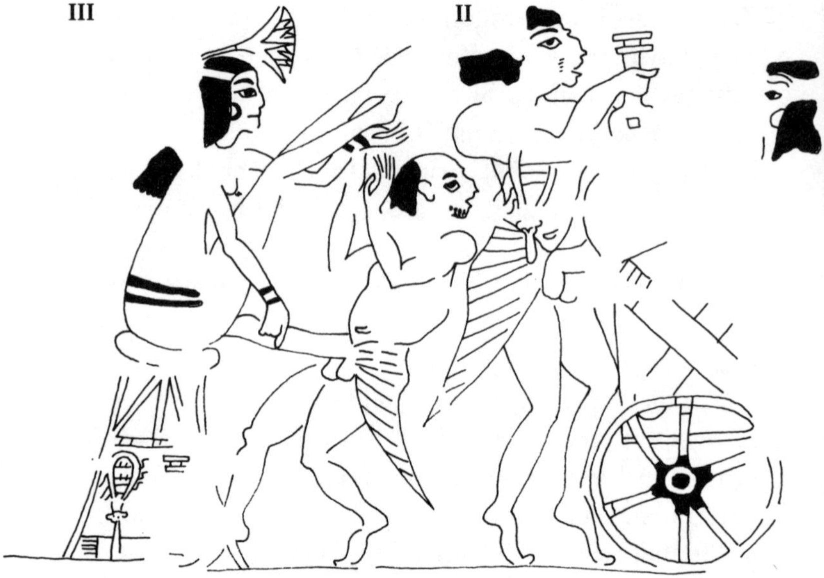

I

Das Mädchen ist vorgebeugt, in einer Stellung, die an die Göttin Nut erinnert, als sie während der Erschaffung der Welt von Geb, der Erde, getrennt wurde (vgl. Abb. auf S. 43). Der Mann trägt einen Sack über der Schulter und vollzieht den «Coitus a tergo».

(Sie:) «Löse (?) die Binden, die du angebracht hast...»

II

Die Frau steht auf einem Wagen, den zwei junge Mädchen ziehen. Mit der einen Hand hält sie die Zügel, während die

Der Text liest sich von rechts nach links, und so verlaufen auch die Bildfolge und der Kommentar auf den nächsten Seiten – auch wenn es sich vielleicht nicht um eine zusammenhängende Geschichte handelt.

I

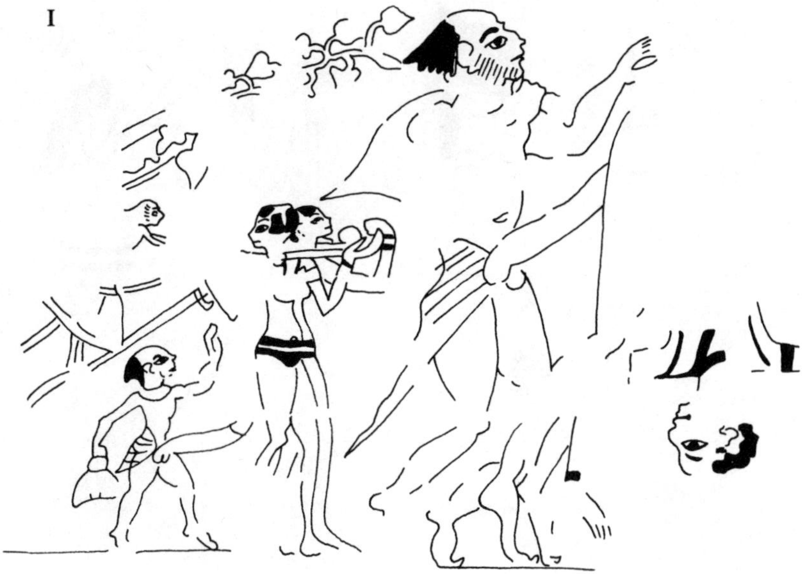

andere auf einer Winde liegt. Diese Pflanze kommt oft in erotischem Kontext vor. (Der Papyrus ist heute nicht mehr so gut erhalten wie im 19. Jahrhundert, als er gefunden wurde. Die Details sind auf einer älteren Zeichnung noch sichtbar.) Der Mann nähert sich dem Mädchen von hinten. Mit der einen Hand faßt er sie an der Perücke, in der anderen hält er einen Salbentopf (?). Ein Sistrum hängt von seinem Arm. Ein Äffchen klettert auf dem Wagen umher. Zur Gruppe gehört noch ein kleiner Mann, der seine Lust offen zur Schau stellt.

III

Das Mädchen sitzt auf einem Hocker und hilft seinem unerfahrenen Kunden. Auf dem Boden ein Sistrum und ein

VI

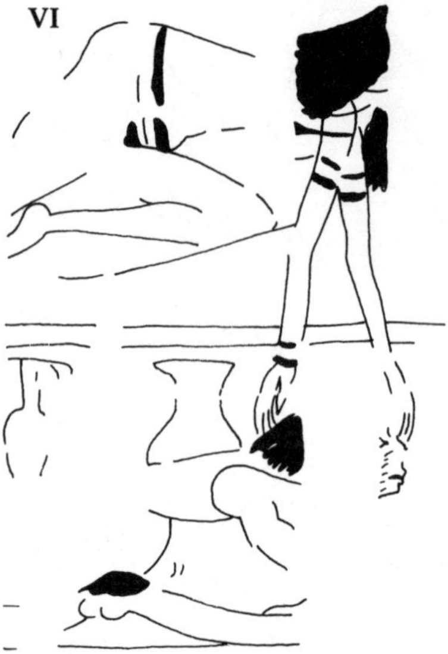

V

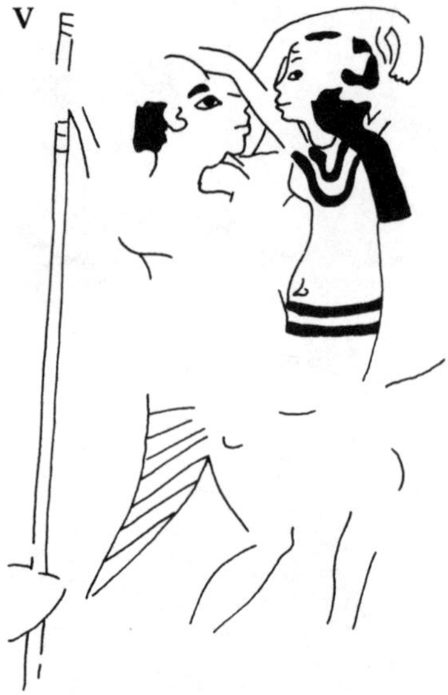

Salbentopf (?) – vielleicht hat sie der erfolgreiche Nebenmann schon verwendet? Über Bild II und III und zwischen den Figuren steht ein Text:

(Der Autor?:) «Schau her, Thot (Gott der Schreiber) ... du ... sie allein. Ihr zweiter (?) ist hinten ... ... Ihr als du das Herz gesucht hast ... wegen des Zitterns.»

(Sie:) «Ich mache es dir angenehm. Habe keine Angst. Was sollte ich dir tun? Du ... Tag, du, der anklopft, du, der sich umwendet! Schau her, komm hinter mich. [Ich] umhülle deine Lust, dein Phallus ist bei mir. Du hast mir nicht gebracht ... lieblich, mein Bösewicht!»

IV

Das Mädchen schminkt sich vor einem Spiegel. Sie sitzt mit gespreizten Beinen auf einer umgestülpten Vase, während ihr

IV

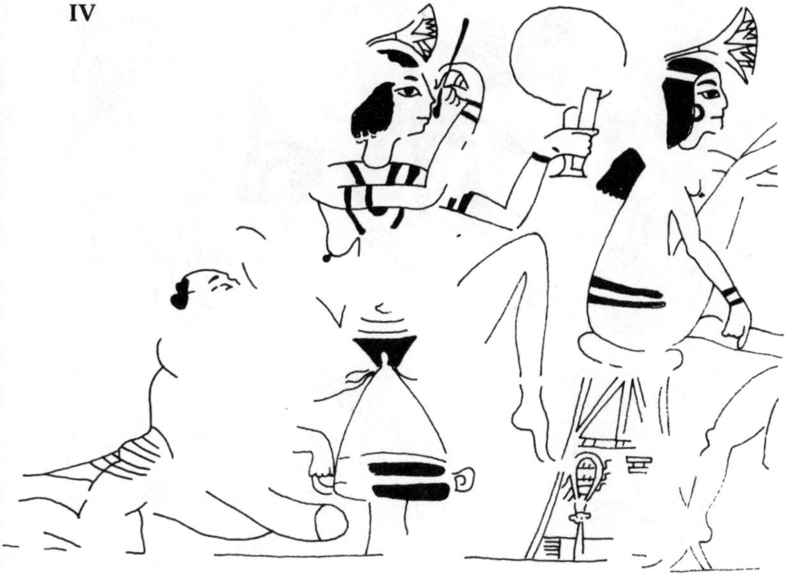

Partner sie anschaut und mit der rechten Hand auf ihre Vulva zeigt. Zwischen dieser Szene und der folgenden stehen einige unleserliche Textzeilen.

V

Das Paar in enger Umarmung, die Stellung wie andernorts (vgl. Abb. S. 111).

VI

Das Mädchen steigt aufs Bett, dem Mann ist schlecht, und er liegt am Boden.

(Sie:) «Laß mein Bett in Ruhe, und ich werde ... Samen (?) auf mich (?).»

(Er:) «Mein großer Phallus ... der innen ... wehtut.»

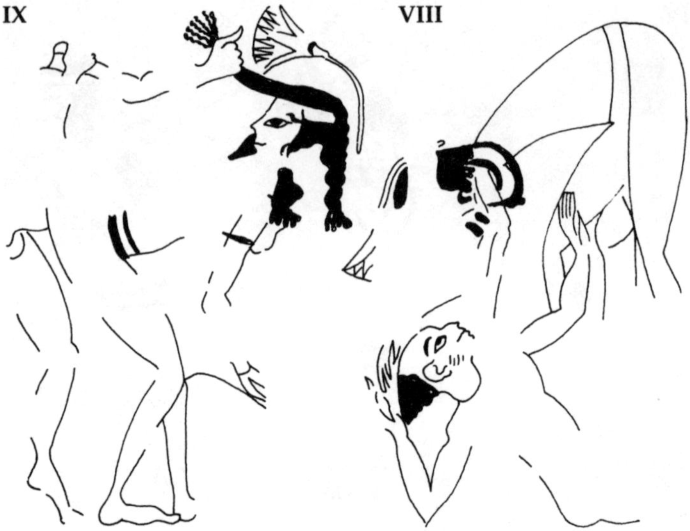

VII

Auch einem anderen Kunden ist nicht gut; das Mädchen und zwei Helferinnen tragen ihn hinaus. Der Papyrus ist hier in einem sehr schlechten Zustand, aber auf einer älteren Zeichnung ist ersichtlich, daß der Phallus des Mannes zwar noch immer groß, aber schlaff ist.

VIII

Eine weitere Andeutung der «Geb-und-Nut-Position». Der Mann liegt am Boden, das Mädchen hält seinen Kopf. Vielleicht ist es der gleiche Mann wie auf den Bildern VI–VIII, auf den älteren Zeichnungen jedoch hat er andere

VII

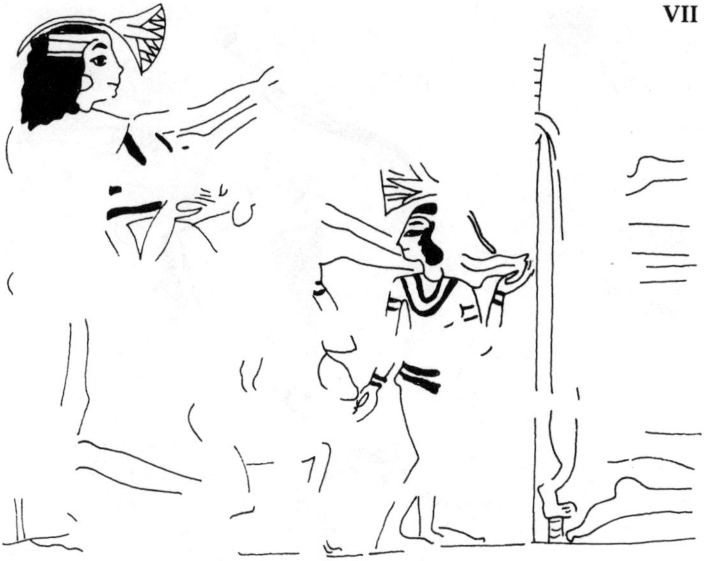

Haare und einen anderen Bart. Vier Zeilen Text stehen zwischen Bild VIII und IX.

(Sie:) «Ich werde dir sagen ... Lust ... Ich ... dein.»

IX

«Coitus a tergo». Das Mädchen stützt sich auf ein grünes Kissen. Wie sein Kollege auf Bild I faßt der Mann das Mädchen an der Perücke und trägt einen Sack über der Schulter.

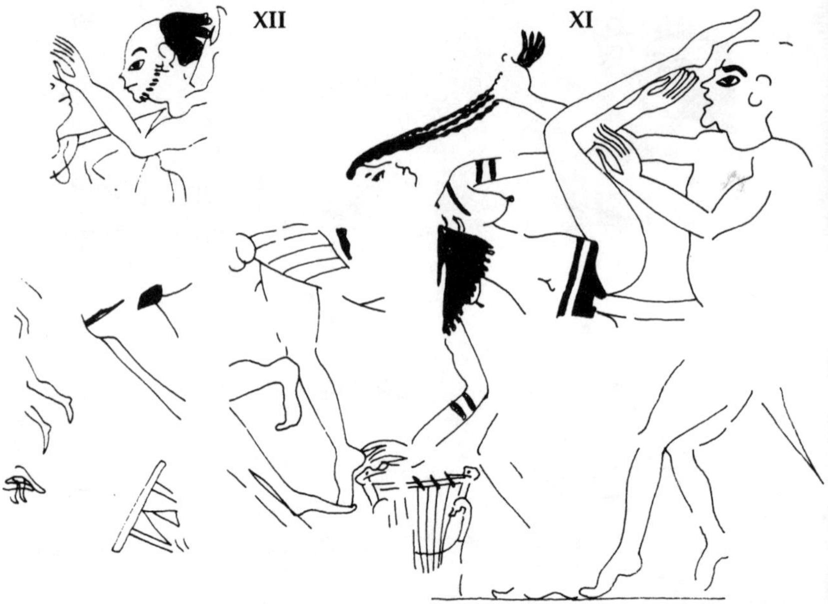

X

Szene in sehr schlechtem Zustand. Das Mädchen liegt auf einem Kissen auf dem Rücken und hat die Beine um den Hals des Mannes gelegt.

(Sie:) «Nimm den Platz des anderen (?), und ich werde meinem Gott Lob und Dank (?) für deine Lust aussprechen…»

XI

Das Mädchen steht oder liegt mit gespreizten Beinen, die Lyra neben sich, während der Mann sie an den Haaren faßt.

(Sie:) «Lob sei Gott (?)»

X

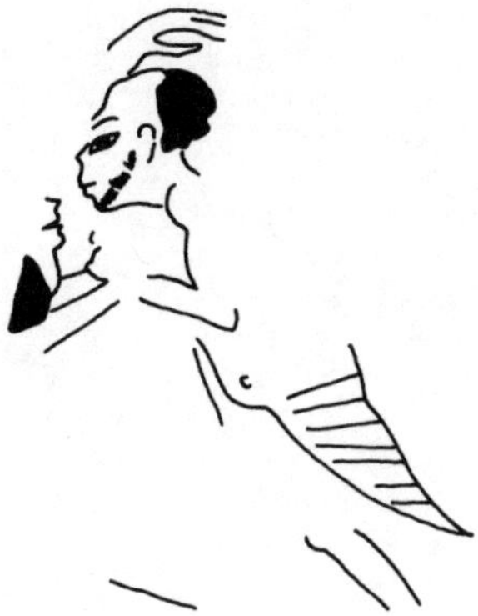

XII

Die älteren Zeichnungen zeigen das Mädchen mit einem Pinsel oder einem Stäbchen für Kosmetikzwecke in der rechten Hand. Der Hocker ist umgekippt, und das Mädchen liegt auf einem schrägen Brett (?), während der Mann in sie eindringt. Ein kleiner Mann rennt von der bewegten Szene weg. Hier endet der Papyrus.

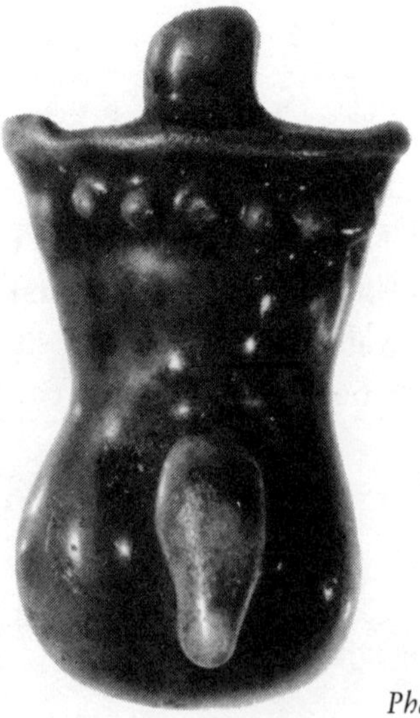

Phallisches Amulett. London, British Museum.

Epilog

Die alten Ägypter waren nicht nur Pyramidenerbauer, nicht nur mit Begräbnisriten und Mumien beschäftigt, sondern – wie hier offensichtlich wurde – Menschen aus Fleisch und Blut. Wie in anderen frühen, sogenannt primitiven Kulturen war hier die Erotik von allergrößter Bedeutung und integraler Bestandteil des Lebens. Ganz besonders kommt das in den Begräbnisriten zum Ausdruck, die um die Idee der Wiedergeburt kreisen. Und auch die Gottheiten, denen man in den Tempeln huldigte, hatten sexuelle Bedürfnisse. In dieser Atmosphäre stand die dynamische erotische Kraft im Mittelpunkt, durch die sich die ägyptische Gesellschaft erneuerte und doch wesentlich die gleiche blieb – wie das Getreide, das jeden Sommer wächst, oder wie die sich fortpflanzenden Tiere. Schöpfung stand am Anfang, Neuschöpfung folgte.

Die erotische Phantasie der Ägypter war zweifellos noch raffinierter, als die Quellen erkennen lassen. Nur wenige der noch vorhandenen Texte kann man pornographisch nennen, auf manche Illustrationen jedoch mag diese Bezeichnung zutreffen. Liest man aber zwischen den Zeilen der Dokumente, so erhält man einen Einblick ins Leben der Ägypter, die eben auch gewöhnliche Sterbliche waren: wie sie sich verliebten, wie sie sich vergnügten und wie sie litten; wie sie in den kleinen Hütten ihrer engen Dörfer miteinander schliefen; wie sie an öffentlichen Orten gewagte Zeichnungen anbrachten; wie sie sich am Flußufer oder bei einer Prozession drängten, um ihre Götter zu sehen und so verjüngt zu werden; wie sie sich ehrfürchtig dem Schrein der Liebesgöttin näherten und einen geschnitzten Votivphallus in ihre Nähe stellten, damit ihre Potenz gestärkt oder ihr Kinderwunsch erfüllt werde; oder wie sie im Garten ein aphrodisisches Kraut pflückten, um daraus einen übelschmeckenden, aber wirkungsvollen Trank als Heil-, Abwehr- oder Lockmittel zu mischen.

Zu hoffen bleibt, daß noch mehr Material ans Licht kommt, damit dieser Aspekt des Lebens im alten Ägypten weiter erforscht werden kann. Es sind diese elementaren, allen Menschen gemeinsamen Regungen und Bedürfnisse, die einem ein altes Volk wirklich nahebringen.

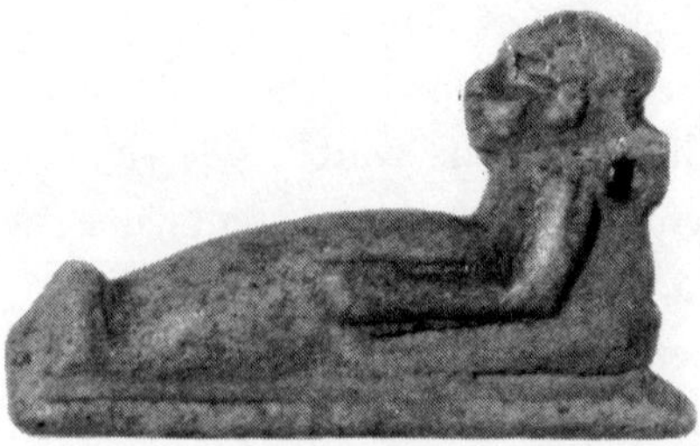

Erotisches Amulett. London, British Museum.

Anhang

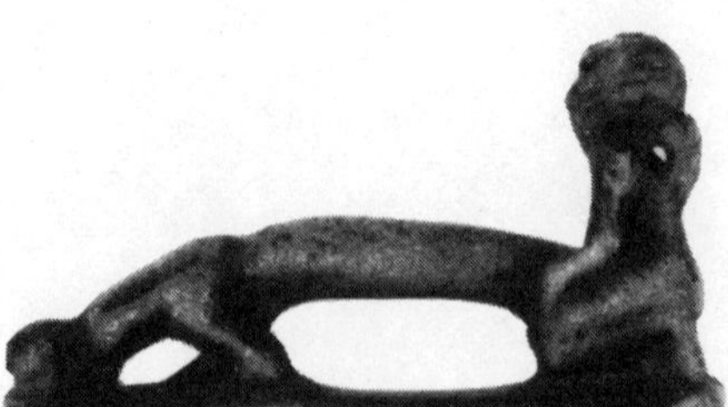

ANMERKUNGEN

1 Herodot: Historien II, 35–37. Deutsch von Walter Marg (u. d. T. «Geschichten und Geschichte»). Zürich und München 1973 und 1983. (Bibliothek der Alten Welt).
2 Herodot II, 64.
3 Aus dem 125. Kapitel des Totenbuches. Übersetzung: E. Hornung, Das Totenbuch der Ägypter, Zürich/München 1979, S. 234 (Kapitel 125, Verse 32f.) (Bibliothek der Alten Welt).
4 Diodorus Siculus I, 85, 2f., Hg. v. C. H. Oldfather, Diodorus of Sicily, Bd. 1, London 1968, (Loeb Classical Library) S. 290.
5 Herodot II, 60.
6 Herodot II, 48.
7 Plutarch, Über Isis und Osiris. Dt. von Theodor Hopfner, Prag 1940.
8 Herodot I, 182.
9 Strabo, Erdbeschreibung. Dt. von A. Forbiger, Berlin 1855–1911
10 Aus einem magischen Spruch gegen Skorpionstiche, erhalten u. a. auf der sogenannten Metternichstele (53–56). C. E. Sander-Hansen, Die Texte der Metternichstele, København 1956, S. 37; A. Klasens, A Magical Statue Base (Socle Béhague) in the Museum of Antiquities at Leiden, Leiden 1952, S. 12–14. (Andere deutsche Übersetzung: E. Brunner-Traut, Altägyptische Märchen, Düsseldorf/Köln 1963, S. 107f.)
11 Herodot II, 121.
12 Herodot II, 126.
13 Urkunden IV (W. Helck, Urkunden der 18. Dynastie, Historische Inschriften Thutmosis' III. und Amenophis' II., Berlin 1955), 1408ff. Übersetzung: id., Übersetzung zu den Heften 17–22, Berlin 1961, S. 82. Vgl. A. H. Gardiner, in: Zeitschrift für ägyptische Sprache und Altertumskunde 47, 1910, 87ff. mit Tf. 1.
14 Papyrus Leiden I 371 Verso, Zeilen 18–20; 35–37; 37f. A. H. Gardiner/K. Sethe, Egyptian Letters to the Dead, London 1928

(Neudruck 1975). Übersetzung: A. Erman/H. Ranke, Aegypten und ägyptisches Leben im Altertum, Tübingen 1923, S. 176f.

15 Brief II aus dem Archiv des Bauern Heqanacht, Recto 38–44. T. G. H. James, The Hekanakhte Papers and Other Early Middle Kingdom Documents, New York, 1962, Tf. 6.

16 Papyrus Paris, Bibliothèque Nationale 198, II, 7–11. J. Černý, Late Ramesside Letters, Bruxelles 1939, 67,13–68,2.

17 Herodot II, 111.

18 Totenbuch, Kapitel 125, Spruch 19 der sogenannten Negativen Konfession. Aus dem Papyrus von Nesinebtascheru, der Tochter des Hohenpriesters Pinudschem II. (Papyrus Greenfield = BM 10554). E. A. W. Budge, The Greenfield Papyrus in the British Museum, London 1912, Tf. 43; vgl. Ch. Maystre, Les déclarations d'innocence, Le Caire 1937, S. 81; s. auch H. Goedicke, in: Journal of the American Research Center in Egypt 6, 1967, S. 99, Anm. 22.

19 Papyrus Carlsberg XIII, b 2,33. A. Volten, Demotische Traumdeutung, Kopenhagen 1942, S. 86. Übersetzung nach id., ibid. S. 87.

20 Herodot II, 46.

21 Stele des Königs Tefnacht in Athen, Zeile 8f. R. el-Sayed, Documents relatifs à Saïs et ses divinités, Le Caire 1975, S. 37–53, Tf. VII.

22 Herodot II, 89.

23 Papyrus Lansing (= BM 9994) 14,8. A. H. Gardiner, Late-Egyptian Miscellanies, Bruxelles, 1937, S. 114.

24 G. Steindorff, Das Grab des Ti, Leipzig 1913, Tf. 10; L. Epron/F. Daumas/H. Wild, Le tombeau de Ti, Bd. 2, Le Caire 1953, Tf. 111.

25 Herodot II, 102.

26 S. unten Anm. 43.

27 Für die verschiedenen Wörter, die den Geschlechtsverkehr ausdrücken, s. A. Erman/H. Grapow, Wörterbuch der ägyptischen Sprache, 5 Bde, Leipzig 1926–1931: I. 9 *3pd* ‹begatten›; I. 291 *wb3*, ‹entjungfern›; I. 359 *wsn* ‹begatten›; I. 459 *bnbn* ‹als eine sexuelle Betätigung›; I. 497 *p3j* ‹begatten, bespringen›; II. 81 *mnmn* ‹begatten›; II. 284 *nhp* ‹bespringen, begatten›; II. 345 *nk* ‹den Beischlaf vollziehen›; II. 346 *nkjkj* ‹den Leib der Frau befruchten?›; II. 381 *nḏmnḏm* ‹eine Frau beschlafen›; II. 446 *rḫ*

‹kennen›; III. 364 *ẖꜥ* (eine Frau) schänden›; III. 451 *zmꜣ* ‹begatten›; IV. 207 *shbj* (eine Jungfrau) schänden›; IV. 347 *s̱tj* Samen ergießen, begatten›; IV. 380 *s̱ḏꜣm* ‹sich geschlechtlich abgeben mit einer Frau›; IV. 391 *sḏr* schlafen (vom Beischlaf)›; V. 419 *dꜣdꜣ* ‹eine unzüchtige sexuelle Betätigung›; V. 458 *dmḏ* ‹sich geschlechtlich abgeben mit einer Frau›.

28 Papyrus Chester Beatty I, Recto 3,13–4,3. A. H. Gardiner, The Chester Beatty Papyrus No. I, London 1931, Tf. 3f. Übersetzung: E. Brunner-Traut, Altägyptische Märchen, Düsseldorf/Köln 1963, S. 96.

29 Papyrus Chester Beatty, I, Recto 6,3–7,1. A. H. Gardiner, The Chester Beatty Papyrus No. I, London 1931, Tf. 6f. Übersetzung: E. Brunner-Traut, Altägyptische Märchen, Düsseldorf/Köln 1963, S. 98f.

30 Papyrus Jumilhac (= Louvre E 17110) II,26–III,5. J. Vandier, Le papyrus Jumilhac Paris 1961.

31 Papyrus Chester Beatty VII (= BM 10687) Verso 1,5–2,3. A. H. Gardiner, Hieratic Papyri in the British Museum. 3rd Series. Chester Beatty Gift, London 1935, Tf. 36.

32 Papyrus Chester Beatty I, Recto 11,1–13,3. A. H. Gardiner, The Chester Beatty Papyrus No. I, London 1931. Tf. 11–13. Übersetzung: J. Spiegel, Die Erzählung vom Streite des Horus und Seth, Glückstadt/Hamburg/New York 1937, S. 135–137.

33 Papyrus Kahun VI.12, Recto, Zeilen 28–37. F. Ll. Griffith, Hieratic Papyri from Kahun and Gurob, London 1898, Tf. 3. Vgl. auch: J. G. Griffiths, The Conflict of Horus and Seth from Egyptian and Classical Sources, Liverpool 1960, S. 41ff.

34 Aus einer Hymne auf der Stele, Louvre C 286. A. Moret, in: Bulletin de l'Institut Francais d'Archéologie Orientale 30, 1931, S. 741–743. Übersetzung: J. Assmann, Ägyptische Hymnen und Gebete, Zürich/München 1975, S. 446, Verse 88–97.

35 Papyrus Louvre N 3079, Kolumne 110, Zeile 10. F. M. H. Haikal, Two Funerary Papyri of Nesmin, Bd. 1, Bruxelles 1970, S. 49. (Für eine ältere deutsche Übersetzung, s. W. Spiegelberg, in: Zeitschrift für ägyptische Sprache und Altertumskunde 53, 1917, S. 95).

36 Urkunden IV (K. Sethe, Urkunden der 18. Dynastie, Historisch-biographische Urkunden, Leipzig 1906–1909) 219,12–221,8. Übersetzung nach H. Brunner, Die Geburt des Gottkönigs, Wies-

baden 1964, S. 42ff. (Ältere deutsche Übersetzung: K. Sethe, Urkunden des ägyptischen Altertums deutsch, Urkunden der 18. Dynastie, Leipzig 1914, S. 102f.).

37 Diodorus Siculus I 78,4, hg. v. C. H. Oldfather, Diodorus of Sicily, Bd. 1, London 1968 (Loeb Classical Library), S. 270.

38 Papyrus Salt 124 (= BM 10055) Recto 2,2–4. S. Allam, Hieratische Ostraka und Papyri aus der Ramessidenzeit, Tübingen 1973, Tf. 84. Übersetzung nach id., ibid., S. 282.

39 Papyrus Westcar 2,3–4,10. A. Erman, Die Märchen des Papyrus Westcar, Berlin 1890. Übersetzung: E. Brunner-Traut, Altägyptische Märchen, Düsseldorf/Köln 1963, S. 12f.

40 Papyrus d'Orbiney (= BM 10183) 1,1–8,3. A. H. Gardiner, Late-Egyptian Stories, Bruxelles 1932, 9,10–17,11. Übersetzung: E. Brunner-Traut, Altägyptische Märchen, Düsseldorf/Köln 1963, S. 28–33.

41 Lehre des Ptahhotep 227–288. Z. Žaba, Les maximes de Ptahhotep, Prague 1956, S. 37f. Übersetzung: H. Brunner, Altägyptische Weisheit. Lehren für das Leben. Zürich und München 1988 (Bibliothek der Alten Welt).

42 Aus der Geschichte von Setne-Chaemwese (Setne I). Papyrus Kairo CG 30646: 4,38–5,37. W. Spiegelberg, Die demotischen Denkmäler, Bd. 1, Die demotischen Papyrus, Straßburg 1906 (CG 30601–31270, 50001–50022), Tf. 45f.; F. Ll. Griffith, Stories of the High Priests of Memphis, Bd. 1, Oxford 1900, S. 120–135. Übersetzung nach E. Brunner-Traut, Altägyptische Märchen, Düsseldorf/Köln 1963, S. 185–190. Vgl. auch: M. Lichtheim, Ancient Egyptian Literature, Bd. 3, Berkeley/Los Angeles/London 1980, S. 125ff.

43 Aus der Hirtengeschichte: Papyrus Berlin 3024, Zeilen 1–7; 22–25. A. H. Gardiner, Die Erzählung des Sinuhe und die Hirtengeschichte, Leipzig 1909, Tf. 16; Tf. 17. Übersetzung: E. Brunner-Traut, Altägyptische Märchen, Düsseldorf/Köln 1963, S. 10; S. 11.

44 Papyrus Chester Beatty II (= BM 10682). A. H. Gardiner, Hieratic Papyri in the British Museum. 3rd Series. Chester Beatty Gift, London 1935, Tf. 1–4. Übersetzung nach E. Brunner-Traut, Altägyptische Märchen, Düsseldorf/Köln 1963, S. 41f.

45 Papyrus Westcar 4,22–6,17. A. Erman, Die Märchen des Papyrus

Westcar, Berlin 1890. Übersetzung: E. Brunner-Traut, Altägyptische Märchen, Düsseldorf/Köln 1963 S. 14–16. Vgl. L. Manniche, How Djadja-em-ankh Saved the Day, New York 1976.

46 Papyrus Chassinat I (= Louvre E 25351) Recto x+3, Zeilen x+2–x+13. G. Posener, in: Revue d'Egyptologie 11, 1957, 129; Tf. 8. Übersetzung: E. Brunner-Traut, Altägyptische Märchen, Düsseldorf/Köln 1963, S. 144.

47 Papyrus Chester Beatty I, Verso C1–C5,2. A. H. Gardiner, Papyrus Chester Beatty No. I, London 1931, Tf. 22–26; M. V. Fox, The Song of Songs and the Ancient Egyptian Love Songs, Madison 1985, S. 393–399. Übersetzung: S. Schott, Altägyptische Liebeslieder, Zürich 1950, S. 39–43 (Bibliothek der Alten Welt).

48 Papyrus Chester Beatty I, Verso G1,1–G2,5. A. H. Gardiner, Papyrus Chester Beatty No. I, London 1931, Tf. 29f.; M. V. Fox, The Song of Songs and the Ancient Egyptian Love Songs, Madison 1985, S. 399–400. Übersetzung: S. Schott, Altägyptische Liebeslieder, Zürich 1950, S. 44f.

49 Papyrus Chester Beatty I, Recto 16,9–17,7. A. H. Gardiner, Papyrus Chester Beatty No. I, London 1931, Tf. 16f.; M. V. Fox, The Song of Songs and the Ancient Egyptian Love Songs, Madison 1985, S. 403; S. 404. Übersetzung: S. Schott, Altägyptische Liebeslieder, Zürich 1950, S. 62f. Vgl. auch E. Iversen, in: Journal of Egyptian Archaeology 65, 1967, S. 87ff., dem die hier gegebene Übersetzung des Schlußsatzes folgt.

50 Papyrus Turin 1966, Recto 1,1–2,15. E. Scamuzzi, Egyptian Art in the Egyptian Museum of Turin, Torino 1964, Tf.89; M. V. Fox, The Song of Songs and the Ancient Egyptian Love Songs, Madison 1985, S. 389–393. Übersetzung: S. Schott, Altägyptische Liebeslieder, Zürich 1950, S. 58–61.

51 Papyrus Harris 500 (= BM 10060), Recto 7,3–12. E. A. W. Budge, Facsimiles of Egyptian Hieratic Papyri in the British Museum, 2nd Series, London 1923; G. Maspero, Etudes égyptiennes, Bd. 1, Paris 1886, Tf. 15 (= Chants d'amour Tf. 7); M. V. Fox, The Song of Songs and the Ancient Egyptian Love Songs, Madison 1985, S. 380–382. Übersetzung S. Schott, Altägyptische Liebeslieder, Zürich 1950, S. 56f.

52 Ostraka Kairo IFAO 1266 + Kairo CG 25218: Zeilen 14–16; 7–11. G. Posener, Catalogue des ostraca hiératiques littéraires de

Deir el Médineh, Bd.2, Le Caire 1972, Tf. 76f.; Tf. 75f.; M. V. Fox, The Song of Songs and the Ancient Egyptian Love Songs, Madison 1985, S. 385; S. 383f. Übersetzung: S. Schott, Altägyptische Liebeslieder, Zürich 1950, S. 66, S. 65.

53 Papyrus Harris 500 (= BM 10060), Recto 2,11–13 und 5,3–6. E. A. W. Budge, Facsimiles of Egyptian Hieratic Papyri in the British Museum, 2nd Series, London 1923; G. Maspero, Etudes égyptiennes, Bd. 1, Paris 1886, Tf. 10 und 13 (= Chants d'amour Tf. 2 und 5); M. V. Fox, The Song of Songs and the Ancient Egyptian Love Songs, Madison 1985, S. 373 und 376f. Übersetzung: S. Schott, Altägypt. Liebeslieder, Zürich 1950, S. 48 und 52.

54 Ostraka Kairo IFAO 1266 und Kairo CG 25218, Zeilen 18–21. G. Posener, Catalogue des ostraca hiératiques littéraires de Deir el Médineh, Bd.2, Le Caire 1972, Tf. 77f.; M. V. Fox, The Song of Songs and the Ancient Egyptian Love Songs, Madison 1985, S. 386f. Übersetzung: S. Schott, Altägyptische Liebeslieder, Zürich 1950, S. 66f.

55 K. Preisendanz, Anacreon. Carmina Anacreontea, Leipzig 1912, S. 19ff. Übersetzung von Eduard Mörike. Zum Motiv, vgl. A. Hermann, Altägyptische Liebesdichtung, Wiesbaden 1959, S. 116–119.

56 Papyrus Harris 500 (= BM 10060), Recto 5,1–3. E. A. W. Budge, Facsimiles of Egyptian Hieratic Papyri in the British Museum, 2nd Series, London 1923; G. Maspero, Etudes égyptiennes, Bd. 1, Paris 1886, Tf. 13 (= Chants d'amour Tf. 5); M. V. Fox, The Song of Songs and the Ancient Egyptian Love Songs, Madison 1985, S. 376. Übersetzung nach S. Schott, Altägyptische Liebeslieder, Zürich 1950, S. 51f.

57 Papyrus Harris 500 (= BM 10060), Recto 2,9–11. E. A. W. Budge, Facsimiles of Egyptian Hieratic Papyri in the British Museum, 2nd Series, London 1923; G. Maspero, Etudes égyptiennes, Bd. 1, Paris 1886, Tf. 10 (= Chants d'amour Tf. 2); M. V. Fox, The Song of Songs and the Ancient Egyptian Love Songs, Madison 1985, S. 372f. Übersetzung: S. Schott, Altägyptische Liebeslieder, Zürich 1950, S. 48.

58 Papyrus Harris 500 (= BM 10060), Recto 5,7f. E. A. W. Budge, Facsimiles; G. Maspero, Etudes Tf. 13 (= Chants d'amour Tf. 5); M. V. Fox, The Song S. 377. Übersetzung, S. Schott, S. 52.

59 Papyrus Harris 500 (= BM 10060), Recto 2,2–5. E. A. W. Budge, Facsimiles; G. Maspero, Etudes Tf. 10 (= Chants d'amour Tf. 2); M. V. Fox, The Song S. 371 f. Übersetzung: S. Schott, S. 47.

60 Papyrus Harris 500 (= BM 10060), Recto 1,1–6. E. A. W. Budge, Facsimiles; G. Maspero, Etudes Tf. 9 (= Chants d'amour Tf. 1); M. V. Fox, The Song S. 370. Übersetzung: H. Kischkewitz, Liebe sagen. Lyrik aus dem altägyptischen Altertum, Leipzig 1973, S. 61.

61 Papyrus Harris 500 (= BM 10060), Recto 5,8–12. E. A. W. Budge, Facsimiles; G. Maspero, Etudes Tf. 13 (= Chants d'amour Tf. 5); M. V. Fox, The Song S. 377 f. Übersetzung: S. Schott, S. 53.

62 Papyrus Chester Beatty IV (= BM 10684), Verso 2,7–10. A. H. Gardiner, Hieratic Papyri in the British Museum. 3rd Series. Chester Beatty Gift, London 1935, Tf. 18.

63 Lehre des Ptahhotep 323–330. Z. Žaba, Les maximes de Ptahhotep, Prague 1956, S. 41 f. Übersetzung: H. Brunner, Altägyptische Weisheit. Lehren für das Leben. Zürich und München 1988 (Bibliothek der Alten Welt).

64 Lehre des Ani III, 1–3, 13–15; IX, 3–5, 6 f. E. Suys, La sagesse d'Ani, Roma 1935, S. 13, S. 29 f., S. 89. Übersetzung: H. Brunner, Altägyptische Weisheit. Lehren für das Leben. Zürich und München 1988 (Bibliothek der Alten Welt). Vgl. auch M. Lichtheim, Ancient Egyptian Literature, Bd. 2, Berkeley/Los Angeles/London 1976, S. 135 ff., mit Bibliographie.

65 Aus der Lehre des Anchscheschonqi, Papyrus BM 10508; 6,12; 8,12; 12,13; 13,16; 13,17 f.; 13,20; 13,22; 13,24; 14,11; 14,12; 17,3; 17,21; 18,9; 18,15; 21,14; 21,19; 22,6; 23,6 f.; 24,10; 25,20; 25,22. S. R. K. Glanville, Catalogue of the Demotic Papyri in the British Museum, Bd. 2, London 1955. Übersetzung: H. Brunner, Altägyptische Weisheit. Lehren für das Leben. Zürich und München 1988 (Bibliothek der Alten Welt). Vgl. auch M. Lichtheim, Ancient Egyptian Literature, Bd. 3, Berkeley/Los Angeles/London 1980, S. 159 ff., mit Bibliographie.

66 Aus der Lehre der Papyri Insinger und Carlsberg: 3,16 f.; 5,22; 7,11; 7,12; 7,23; 8,2; 8,4; 8,5; 8,6; 8,8; 8,14; 8,15; 8,19; 9,2; 12,22; 14,10; 17,11–14; 17,15 f. F. Lexa, Papyrus Insinger, 2 Bde, Paris 1926; vgl. M. Lichtheim, Ancient Egyptian Literature, Bd. 3, Berkeley/Los Angeles/London 1980, S. 184 ff. mit Bibliographie.

Übersetzung: H. Brunner, Altägyptische Weisheit. Lehren für das Leben. Zürich und München 1988 (Bibliothek der Alten Welt).

67 Papyrus Tanis, Fragment 30. W. M. F. Petrie, The Geographical Papyrus, in: F. Ll. Griffith/W. M. F. Petrie, Two Hieroglyphic Papyri from Tanis, London 1889, Tf. 11. Und: Edfu I 330. E. Chassinat, Le temple d'Edfou, Bd. 1. Le Caire 1897, 2. Aufl. 1987, S. 330. Vgl. P. Montet, in: Kêmi 11, 1950, S. 104, 112, 116.

68 Aus dem Papyrus Sallier IV (= BM 10184), Recto. E. A. W. Budge, Facsimiles of Egyptian Hieratic Papyri in the British Museum, 2nd Series, London 1923; F. Chabas, Le calendrier des jours fastes et néfastes de l'année égyptienne, Châlon-s-S./Paris 1890(?), S. 66 f.; S. 34. Zum zweiten Zitat, s. auch E. Brunner-Traut, in: Antaios 12, 1971, S. 338 (= id., Gelebte Mythen, Darmstadt 1981, S. 24).

69 Papyrus Chester Beatty III (= BM 10683), Recto 2,11 ff. A. H. Gardiner, Hieratic Papyri in the British Museum. 3rd Series. Chester Beatty Gift, London 1935, Tf. 5.

70 Papyrus Carlsberg XIII, b2,14–38. A. Volten, Demotische Traumdeutung, Kopenhagen 1942, S. 84 und 86. Übersetzung nach id., ibid. S. 84 und 87.

71 Papyrus Ramesseum V, XII. A. H. Gardiner, The Ramesseum Papyri, Oxford 1955, Tf. 15; J. W. B. Barns, Five Ramesseum Papyri, Oxford 1956, Tf. 21. Übersetzung: H. von Deines/H. Grapow/W. Westendorf, Grundriß der Medizin der alten Ägypter, Bd. IV/1, Berlin 1958, S. 30.

72 Papyrus Chester Beatty X (= BM 10690), Recto 1,8–10. A. H. Gardiner, Hieratic Papyri in the British Museum. 3rd Series. Chester Beatty Gift, London 1935, Tf. 62.

73 Magischer Papyrus London und Leiden (BM 10070 und Leiden I 383), Recto XV, 1–8; Verso XIII, 10 f.; Verso XIII, 11 f.; Recto XIII, 1–10. F. Ll. Griffith/H. Thompson, The Demotic Magical Papyrus of London and Leiden, London 1904. Vgl. auch F. Lexa, La magie dans l'Egypte Antique, Bd. 2, Paris 1925, S. 122 ff.

74 Papyrus Ebers 475 (67,3–5). G. Ebers, Papyros Ebers, Bd. 1, Leipzig 1875, Tf. 67. W. Wreszinski, Der Papyrus Ebers. Umschrift, Übersetzung und Kommentar, Bd. 1, Leipzig 1913, S. 125. Übersetzung: H. von Deines/H. Grapow/W. Westendorf, Grundriß der Medizin der alten Ägypter, Bd. IV/1, Berlin 1958, S. 289.

75 Aus dem Spruch 366 der Pyramidentexte, § 632 a–d. K. Sethe, Die altägyptischen Pyramidensprüche, Bd. 1, Leipzig 1908, 2. Aufl. Hildesheim 1960, S. 341 f. Übersetzung: id., Übersetzung und Kommentar zu den altägyptischen Pyramidentexten, Bd. 3, Glückstadt/Hamburg/New York 1935–62, S. 160.

76 Aus dem Rubrum des Spruches 576 der Sargtexte. A. de Buck, The Egyptian Coffin Texts, Bd. 6, Chicago 1956, S. 191 .

77 Aus dem Kapitel 99A des Totenbuches. Urkunden V (Urkunden des ägyptischen Altertums, Bd. V/3 Religiöse Urkunden, hg. v. H. Grapow, Leipzig 1917), 156,6ff. Übersetzung: E. Hornung, Das Totenbuch der Ägypter, Zürich/München 1979 (Bibliothek der Alten Welt), S. 191 f., Verse 57–60.

78 Papyrus Jumilhac (= Louvre E 17110) XVI, 14–21. J. Vandier, Le papyrus Jumilhac, Paris 1961.

79 Papyrus Turin 55001. J. A. Omlin, Der Papyrus 55001und seine Satirisch-erotischen Zeichnungen und Inschriften, Torino 1973. Eine etwas andere Übersetzung: id., ibid., S. 71.

Bei allen Quellenvermerken ohne Übersetzungsangabe stammt die Übertragung ins Deutsche von Hanna Jenni (Basel).

Die in den Nummern 29, 39, 40, 42, 43, 44, 45, 46 aufgeführten Übersetzungen werden hier mit freundlicher Erlaubnis des Eugen Diederichs Verlags (München) abgedruckt.

WEITERE LITERATUR

P. Derchain, La perruque et le cristal, in: Studien zur altägyptischen Kultur 2, 1975, S. 55–74.

id., Le lotus, le mandragore et le perséa, in: Chronique d'Egypte 50, 1975, S. 65–86.

id., Symbols and Metaphors in Literature and Representatives of Private Life, in: Royal Anthropological Institute News, August 1976, No. 15, S. 7–10.

C. Desroches-Noblecourt, Poissons, tabous et transformations du mort, in: Kêmi 13, 1954, S. 33–42.

A.-P. Leca, La médecine égyptienne aux temps des Pharaons, Paris 1971, Kapitel XXIX.

L. Manniche, Some Aspects of Ancient Egyptian Sexual Life, in: Acta Orientalia 38, 1977, S. 11–23.

W. M. Müller, Die Liebespoesie der alten Ägypter, Leipzig 1899.

B. de Rachewiltz, Black Eros, London 1964.

L. Störk, Erotik, in: Lexikon der Ägyptologie, Bd. 2, Wiesbaden 1975, Sp. 4–11.

W. Westendorf, Bemerkungen zur «Kammer der Wiedergeburt» im Tutanchamungrab, in: Zeitschrift für ägyptische Sprache und Altertumskunde 94, 1967, 139–150.

ÄGYPTEN UND DER ORIENT BEI ARTEMIS

Textausgaben
Ägyptische Hymnen und Gebete
Die ägyptische Religion in Texten und Bildern:
Götterwelt / Mythen / Kulte / Zauberei
Ägyptische Unterweltsbücher
Das Totenbuch der Ägypter
Altägyptische Weisheit

Reiseführer
Ägypten / Israel / Istanbul / Marokko / Türkei (Südküste / Westküste / Ostanatolien)

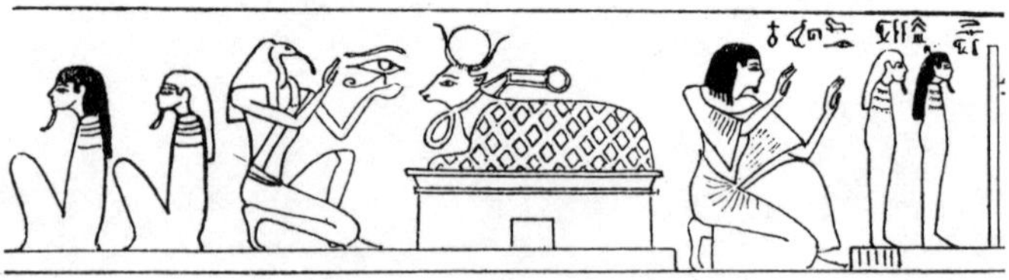

Artemis Verlag Zürich und München

ÄGYPTEN UND DER ORIENT BEI ARTEMIS

Sachbücher
Erik Hornung: Tal der Könige. Die Ruhestätte der Pharaonen (Bildband)
Siegfried Morenz: Die Begegnung Europas mit Ägypten
Siegfried Morenz: Gott und Mensch im alten Ägypten
Giovanni Pettinato: Semiramis – Herrin über Assur und Babylon
André Clot: Harun al-Raschid – Kalif von Bagdad

Jugendsachbuch
David Macaulay: Wo die Pyramiden stehen
Etienne Morin: Istanbul – Traumstadt des Orients

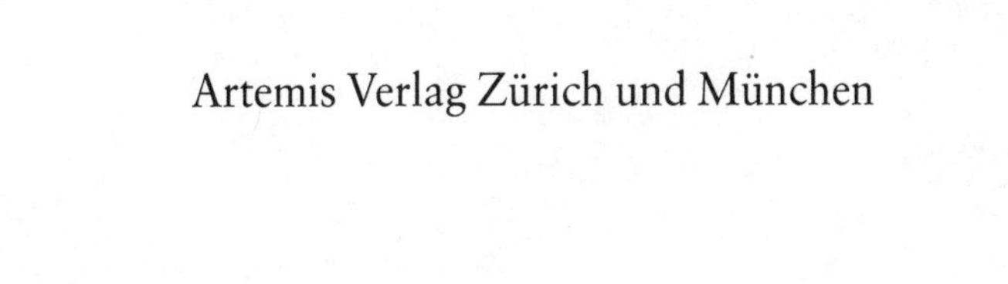

Artemis Verlag Zürich und München